自然疗法丛书

中药外敷治百病

编者　裴　红　常　宇

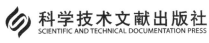

科学技术文献出版社
SCIENTIFIC AND TECHNICAL DOCUMENTATION PRESS
·北京·

（京）新登字 130 号

内 容 简 介

中药外敷疗法是中医的特色疗法，具有操作简单、经济实用、疗效显著、副作用少的特点，特别适用于小儿、危重病难以口服用药等情况。本书介绍了中药外敷疗法的一般知识及在内、外、妇、儿、男、五官、皮肤科常见疾病中的具体运用。适合对中药贴敷感兴趣的广大读者，尤其是基层读者参阅。

科学技术文献出版社是国家科学技术部系统惟——家中央级综合性科技出版机构，我们所有的努力都是为了使您增长知识和才干。

前　　言

　　中药外敷疗法是临床上最常用的中医外治法之一。其方法是将鲜药捣烂,或将干药研成细末,以水、酒、醋、蜜、麻油、凡士林等调匀,直接涂敷于患处或穴位上。中药外敷疗法的历史悠久,源远流长,在我国最早的中医著作《内经》中就有"内者内治,外者外治"的记载。它是中国劳动人民长期以来在同疾病做斗争的过程中总结出来的一套行之有效的独特疗法。

　　中药外敷疗法和中医其他疗法一样,均以中医整体观念和辨证论治为前提。通过药物的刺激,以激发经气,疏通经络,调理气血,恢复机体内部各脏腑的生理功能,从而达到治病的目的。

　　现代研究证明,由于皮肤表面具有大量的毛孔和汗腺管口,是药物进入人体内部的一种途径,皮肤各层组织,尤其是角质层表面还具有一层半渗透膜,加上机体内脏与体表又有着种种特殊的联系,所以中药外敷于体表能够治疗疾病。

　　中药外敷疗法应用范围广,治法简便,经济实用,疗效卓著,副作用少。尤其是在内、外、妇、儿各科的危重病人中,如果口噤不能服药,或小儿因幼小难以服药,及久病体虚、攻补难施之时,如能选用中药外敷疗法,定能提高疗效,使无数生命垂危的病人起死回生,化险为夷。

"良医不废外治",为了大力地推广、普及和应用中药外敷疗法,我们将相关资料收集整理,奉献给广大读者这本简便易学、便于操作的中药外敷疗法图书。

本书主要介绍中药外敷疗法的起源与发展、中药外敷疗法的原理和作用、常用外敷中药、中药外敷疗法的常用腧穴及内、外、妇、儿、男、五官、皮肤科常见疾病的中药外敷疗法配方。在编写的过程中,参考了相关的书籍,在此一并致谢。

由于编者水平有限,难免有错误疏漏之处,望广大读者批评指正。

目　　录

第一章　中药外敷疗法基本知识

第一节　中药外敷疗法的起源与发展

中药外敷疗法是临床上最常用的中医外治法之一。其方法是将鲜药捣烂，或将干药研成细末，以水、酒、醋、蜜、麻油、凡士林等调匀，直接涂敷于患处或穴位上。由于经络有"内属脏腑、外络肢节、沟通表里、贯穿上下"的作用，所以不但能治疗局部病变，而且还可通过外敷达到治疗全身性疾病的目的。中药外敷疗法的历史悠久，源远流长。在原始社会里，由于生产力落后，生活十分艰苦，各种疾病流行猖獗，特别是外出采食，或与毒蛇猛兽搏斗，受了伤以后，限于无医无药，只好用泥土、树叶、草茎等涂于伤口上，久而久之，人们便发现一些行之有效的外用药品和相应的外治方法，这便是中药外敷疗法的起源。随着社会生产力的发展，医疗经验得到进一步的提高，加之阴阳、五行、脏腑、经络学说的形成，逐渐确立了我国的中医学体系，使中药外敷疗法更多种多样化。古代医家在临床应用汤药治疗的同时，也常常配合使用中药外敷疗法，能更好地提高疗效。在我国最早的中医著作《内经》中就有"内者内治，外者外治"的记载。我国现存的第一部外科专著《刘涓子鬼遗方》上还有"薄"、"贴"、"薄贴"等名称。晋代葛洪著的《肘后方》，唐代孙思邈的《千金要方》、《千金翼方》，王焘著的《外台秘要》以及明代李时珍的《本草纲目》中所载的医疗方法都涉及到了中药外敷疗法。

　　清代赵学敏的《串雅外编》第二卷还专门介绍了许多简、便、验、廉的民间中药外敷疗法。我国杰出的清代外治专家吴师机编著了中医史上的第一部外治法专著《理瀹骈文》。在该专著中载有薄贴法、湿热疗法、水疗法、蜡疗法、泥疗法等二三十种外治法，用方约五六千首，他经过 20 多年"月阅症四五千人，止约五六万人"的临床实践后，深有感触地说："余初亦未敢谓外治必能得救，逮亲验万人，始知膏药能治病，无殊汤药，用之得法，其响立应。"除吴师机在膏贴外治方面具有卓越成就外，邹存淦的《外治寿世方》和《溪外治方选》等，对外治法也有所贡献。

　　随着医学科学技术突飞猛进的发展，在数千年祖国医学历史长河中形成的这枝奇葩——中药外敷疗法，显示了越来越广阔的前景。"良医不废外治"，我们深信，中药外敷疗法在挖掘、整理和提高过程中，将会得到大力地推广、普及和应用，能更好地为人民的保健事业服务。

第二节　　中药外敷疗法的原理和作用

　　中药外敷疗法和中医其他疗法一样，均以中医整体观念和辨证论治为前提，因此，古代外治法专家吴师机说："外治之理，即内治之理，外治之药，亦即内治之药，所异者法耳。"意思是说，内治法和外治法中的理、方、药三者相同，不同者仅方法各异。他还认为，病多从外而入，故医亦应有外治之法。

　　中药外敷疗法对机体产生的作用，大致可归纳为止痛、增强机体防御免疫功能和对体内生理功能重新调整等。中药外敷疗法的作用机制，与经络学说息息相关。

　　经络是人体组织结构的重要组成部分，是人体气血运行的通道，是沟通表里、上下的一个独特系统。"经"是主干，"络"是分支。

经络系统包含十二经脉和奇经八脉两大类。其中十二经络分为：手、足三阳经和手、足三阴经；奇经八脉即任、冲、督、带、阴跷、阳跷、阴维、阳维。络脉有十五别络、浮络、外络。此外，还有十二经别、十二经筋、十二皮部等。它们构成了人体的经络系统，能沟通身体内外，网罗全身，维持机体内外环境的相对平衡。一旦机体遭受风、寒、暑、湿、燥、火的侵袭，或因七情、饮食、劳役的伤害，就会发生疾病。应用中药外敷疗法治疗疾病，可通过药物的刺激，以激发经气，疏通经络，调理气血，恢复机体内部各脏腑的生理功能，从而达到治病的目的。近代科学工作者研究证明，皮肤表面具有大量的毛孔和汗腺管口，是药物进入人体内部的一种途径。实验也证明，皮肤各层组织，尤其是角质层表面具有一层半渗透膜，加上机体内脏与体表又有着种种特殊的联系，所以能够治疗疾病。

第三节　中药外敷疗法的治疗原则

运用中药外敷疗法治病，必须根据疾病的特点，进行辨证立法、选方用药。临证时，通过望、闻、问、切四诊，结合阴、阳、表、里、寒、热、虚、实八纲，对错综复杂的病情进行分析、归纳，确定属于哪一部位、哪一经络、哪一脏腑，再进一步探明病因、病机，按轻、重、缓、急来立法选方。在选药时，还要药准量足，并选择适当的剂型和制法，以适应病情之需要，这就是吴师机所说的"外治要求其本"的道理。归纳起来，中药外敷疗法的治疗原则如下。

1. 重视辨证论治

在具体应用时，也必须进行辨证论治，才能取得比较满意的疗效。如果虚实不明、寒热不辨、表里混淆、阴阳不分地使用中药外敷疗法，不但收不到较好的效果，而且还会延误病情，甚至导致疾病的恶化。因此，吴师机说："外治之法，间有不效者，乃看证未的，非药之不效也。"他又说："大凡外治用药，皆本内治之理，而其中有巧妙之处,则法为之也。"据考证,吴师机所著的《理瀹骈文》,全书内容始终坚持用阴阳五行、脏腑经络等理论来指导临床实践,把四诊八纲、理法方药融会贯通,使外治法锦上添花,能治疗各科多种疾病。

2. 强调三因制宜

中药外敷疗法和内服药物一样,必须根据病人的性格、年龄、体质、生活习惯、地域环境和四时气候变化等情况的不同而采取适宜的治疗,决不能孤立地看待病证,机械地生搬中药外敷疗法,否则会影响疗效。因此,"因人制宜"、"因地制宜"、"因时制宜"绝不能疏忽。

3. 精选穴位

中药外敷疗法在局部用药时,绝大多数是选取穴位施术的,在选穴时,必须遵循"欲清上焦,选中脘、肺俞、劳宫、内关;欲清中焦,宜选神阙、涌泉、中脘;欲清下焦,宜选丹田、关元要穴;欲补五脏,宜选背俞穴;欲泻五腑,亦取背俞穴;欲救阳者,宜选关元、气海穴"等原则。正如吴师机所说:"若脏腑病,则视病之所在,上贴心口,中贴脐眼,下贴丹田,或兼贴心俞与中脘对,命门与脐眼对,足心与丹田应";"若病在经,循其经而取之"。可见,外治法若能选穴精当,疗效卓著。

4. 知标本、明缓急

疾病分标本,病情分缓急,在应用中药外敷疗法时,必须分清标本,辨明缓急,这样才能得心应手,使疾病获得痊愈。因此《素问·标本病传论》中说:"知标本者,万举万当,不知标本,是谓妄行。"《素问至真要大论》还说:"急则治其标,缓则治其本。"所以,选用中药外敷疗法时必须先知标本,然后分明缓急来治疗。

第四节　中药外敷疗法的优点和注意事项

一、中药外敷疗法的优点

中药外敷疗法应用范围广,治法简便,经济实用,疗效卓著,副作用少。尤其是在某些内、外、妇、儿各科的危重病如口噤不能服药,或患儿因幼小难于服药,及久病体虚、攻补难施之时,医生如能选用中药外敷疗法,定能开阔思路,提高疗效,使无数生命垂危的病人起死回生,化险为夷。归纳起来中药外敷疗法有如下几个优点:

1. 适应证广

由于中药外敷疗法来源于长期的医疗实践,方式方法多种多样,施治部位又比较广泛,根据古今医学文献记载和笔者多年的临床实践,大多数的内、外、妇、儿、五官各科病证都可施用中药外敷疗法治疗。特别是对各种单纯性疾病或病情较轻的疾病初起阶段,中药外敷疗法完全可以起到主治作用。

2. 方法简便

中药外敷疗法不需要有复杂高尖的医疗器械,手法简单,一学就会,而且作用施术部位易于辨认,同时取材容易,用药也是普通的常用药物,所以比较容易学习和掌握。

3. 疗效迅速、可靠

中药外敷疗法不仅对某些急性病能迅速控制症状,而且对某些慢性病疗效非凡,会收到意想不到的效果。

4. 经济负担轻

中药外敷疗法所用的药物较简单,大多是常用的中草药,药费低廉,能减轻患者经济负担,又可把病治好。

5. 安全、副作用少

由于中药外敷疗法是施于体表或从体外进行的,不需内服药物,随时可观察到局部反应,如有不适,可立即将药物撤除,所以副作用少,不会发生毒性反应。稳妥安全,不会发生生命危险。因此,《理瀹骈文》说:"外治法治而不效,亦不致造成坏证,犹可另易他药以收效,若内服不当则有贻误病机之弊。"

二、中药外敷疗法注意事项

中药外敷疗法虽然具有上述很多优点,但是在辨证施治时,必须注意如下几点:

1. 必须辨证论治

中药外敷疗法与内治法一样,必须认真辨证施治,寻找出疾病的根本病因和病机,抓住疾病的本质,进行最根本的治疗,才能收到较好的疗效。

2. 及时处理不良反应

中药外敷疗法常用一些刺激性较大或辛辣性的药物治疗,对皮肤有一定的刺激作用,有时会引起局部皮肤红肿、发痒、灼辣,甚至起疱疹等不良反应,应及时发现,认真处理,如撤走药物,改换其他药物或停止用药等。为了有效地减少上述不良反应的发生,在施术前宜详细了解病人的全身情况,并询问药物过敏史和孕育生产史等,然后根据病情施术。

3. 严格选择适应证

中药外敷疗法虽能治疗许多种疾病,而且疗效较好,但是对某些病情凶险、来势急骤、证候复杂的危重病人,或一时难以确诊、因而无法立即施术者,不宜使用。

第五节　常用外敷中药

中药是指在中医中药基本理论的指导下,用于防治疾病的天然药物及其加工品。一般包括植物药、动物药、矿物药 3 大类。其中植物类中药又可分为草类、木类、果类、菜类、谷类等多种类别。动物类中药也有虫类、鱼类、贝类、禽兽类等之分。临床上又将这些中药,根据其种种特性及药物功效加以分类治病。如风寒感冒,用温热的解表药;火眼暴赤、便秘尿黄,则用寒性凉性的泻下药等。凡是以外用为主,通过体表局部直接接触而起治疗作用的药物,称为外用药。外用药一般有偏胜之性,即药性峻猛,辛香走窜,故不能贸然内服,如需内服必须遵循医嘱。以下介绍适用于家庭的常用外治中药,包括姜、蒜、大黄、冰片等 20 余种。

※生姜

【药用部分】　根茎。

【性能】　辛微温。发汗,解毒,散寒,健胃,止呕。

【外敷举例】

风湿痹痛:生姜捣烂敷贴。

斑秃:生姜切片擦头皮。

【现代药理研究简介】

生姜含挥发油和姜辣素,对皮肤有轻度刺激和渗透作用,可协调肠张力、节律及蠕动,对血管有轻度扩张作用,还有抗炎、抗组胺作用。

※大蒜

【药用部分】　鳞茎。

【性能】　辛温。解毒,消肿,杀虫,通窍。

【外敷举例】

疟疾:蒜头加食盐少许捣烂,于疟发前 3 小时敷于内关穴。

蛲虫病:大蒜捣烂,加入菜油少量,临睡前涂于肛门口。

预防钩虫病:下水田前用蒜头捣烂取汁,擦手足。

虫毒蜇伤:大蒜捣汁频频外涂。

头癣、体癣、手足癣:大蒜捣烂外擦。

鸡眼:蒜头与大葱捣烂外敷。

中暑昏迷不醒:蒜头捣汁滴鼻引嚏。

乳痈:隔年瘪蒜捣烂,加面粉、红糖适量,温水调敷。

急性阑尾炎:大蒜头、芒硝、大黄捣烂敷患处。

【现代药理研究简介】

大蒜含挥发性的大蒜素,是大蒜中含硫的大蒜氨酸破碎时经酶的作用分解而成。它对多种菌属有较强的抑制作用,并有降低血脂、抑制肿瘤等功效。大蒜素受热易破坏,以生用为佳。临床经验是紫皮蒜抗菌疗病作用胜于白皮蒜。

※葱

【药用部分】 鳞茎,青葱管,连须葱白,葱实(葱的种子)。

【性能】 辛温。发散风寒,温通阳气。

【外敷举例】

外伤肿痛:鲜葱捣汁外擦。

鸡眼:葱白、荸荠捣汁,和入松香、麻油熬膏外敷。

【现代药理研究简介】

葱的主要成分为大蒜辣素,并含维生素、烟酸、脂肪油和挥发油,油中含二硫化物及多硫化物。药理试验证明其有抗菌、杀虫和促进肠蠕动等作用。

※田螺

【药用部分】 壳和肉体。

【性能】 甘咸性寒。清热利水,消肿拔毒。

【外敷举例】

瘰疬溃破:用田螺肉烧存性,麻油调搽。

湿疹:田螺捣烂,加冰片少许外掺。

【现代药理研究简介】

田螺所含蛋白质、钙、磷及多种维生素,能消除、改善机体淋巴细胞或巨噬细胞受到刺激而发生的病变。

※大茴香

【药用部分】　成熟果实。

【性能】　辛甘温。温肾散寒,理气止痛。

【外敷举例】

疝气痛不可忍:大小茴香配以枳壳,麸炒磨粉,加盐酒调敷或热熨。

骨刺:大茴香、白芥子、川乌、牵牛磨粉加姜汁、白蜜调成糊状,敷贴患处。

胃痛:大茴香、高良姜磨粉外敷胃部。

【现代药理研究简介】

大茴香醇提取物茴香醚有刺激作用,能促进胃肠蠕动,缓解腹痛。醇提取物体外试验对某些致病细菌有抑制作用。

※大黄

【药用部分】　根及根茎。

【性能】　苦寒。通便导滞,泻火解毒,破积祛瘀。

【外敷举例】

跌打损伤:大黄粉以生姜汁调敷。

急性乳腺炎:大黄粉、甘草粉等量,加黄酒熬糊外贴。

鼻疖:大黄粉、杏仁等量,捣烂如泥外敷。

【现代药理研究简介】

大黄有效成分为蒽醌衍生物及鞣质。大黄蒽醌衍生物对革兰氏阳性及阴性菌均有较好的抑制作用,其原理是蒽醌物质对细菌的核酸和蛋白质合成的抑制。鞣质的主要功用为收敛,对炎性渗出有抑制作用。

※芒硝

【药用部分】　粗制品为芒硝,精制品为元明粉。

【性能】　苦咸性寒。泻热,润燥,软坚,消肿。

【外敷举例】

乳腺炎初起:芒硝外敷。

【现代药理研究简介】 芒硝主要含有硫酸钠，以及少量食盐、硫酸镁等，有明显的泻下作用，外敷皮肤可促进深部炎症吸收。

※栀子

【药用部分】 成熟果实及花、根。

【性能】 苦寒。清热泻火、凉血解毒、止血。

【外敷举例】

丹毒：生山栀磨粉，芙蓉叶汁调敷。

扭伤：栀子磨粉，蛋清和面粉调敷。

火伤：栀子磨粉，白蜜调涂。

【现代药理研究简介】 栀子含有黄色素，为栀子苷，此外含有鞣质及果胶。本品水浸出液对多种病菌有抑制作用。对软组织损伤有加速愈合作用，并能保护皮肤及黏膜。

※肉桂

【药用部分】 树皮。

【性能】 辛甘性大热，散寒止痛，温经通脉。

【外敷举例】

偏正头风：肉桂粉酒调如膏，涂敷额角及巅顶。

乳痈肿痛：肉桂、甘草、乌头磨粉，醋调涂。

【现代药理研究简介】 肉桂的挥发油中主要成分是桂皮醛。它有良好的镇静、镇痛、解热及抗菌作用。

※吴茱萸

【药用部分】 将近成熟的果实。

【性能】 辛苦性热，有小毒。散寒、行气、止痛。

【外敷举例】

咽喉口舌生疮：吴茱萸磨粉醋调，贴两足心。

阴囊内缩：吴茱萸、蛇床子、硫磺、大蒜头捣烂，敷小腹。

痈疽发背：吴茱萸磨粉，醋调敷。

【现代药理研究简介】 吴茱萸含多种生物碱及挥发油，主要作用为镇痛和抗菌,并对某些病毒有对抗作用。

※白附子

【**药用部分**】　块茎或块根。

【**性能**】　辛温,有毒。祛风消痰,散结消肿,解毒。

【**外敷举例**】

瘰疬:鲜白附子捣烂外敷。

毒蛇咬伤:白附子磨粉外敷伤口。

阴囊湿疹:白附子磨粉蜜调外涂。

黄褐斑:白附子、绿豆磨粉,用米泔水调敷。

【**现代药理研究简介**】

白附子含黏液质、草酸钙、蔗糖、皂苷等物质,动物实验证实其有抗结核、抗真菌作用。

※白芥子

【**药用部分**】　成熟种子。

【**性能**】　辛温。利气化痰,散结通络,消肿止痛。

【**外敷举例**】

小儿食积:白芥子磨粉水调摊贴中脘。

肿毒初起:白芥子磨粉,醋调外敷。

膝关节肿痛:白芥子磨粉,白酒调敷。

颈淋巴结结核:白芥子、葱头捣烂敷贴患处。

软组织损伤:白芥子捣烂和蜜外敷。

脂肪瘤:白芥子、甘遂、大戟调面粉再加姜汁外敷。

【**现代药理研究简介**】

白芥子含白芥子苷、芥子酶、芥子碱、蛋白质、脂肪油。本品有刺激性,外敷能引起皮肤潮红、疼痛、充血,时间稍长可发泡,对一些痼寒顽疾能起到拔寒散邪作用。

※半夏

【**药用部分**】　块茎。

【性能】　辛温有毒。化痰散结,消肿止痛。

【外敷举例】

痈疽疮毒:半夏磨粉,鸡蛋清调敷患处。

【现代药理研究简介】

半夏含挥发油、棕榈酸、植物甾醇、生物碱、硬脂酸、亚麻酸等成分。有镇痛、镇咳、镇吐等作用。

　※天南星

【药用部分】　球状块茎。

【性能】　苦辛温,有小毒。化痰消结,祛风解毒。

【外敷举例】

口眼㖞斜:天南星磨粉用姜汁调贴患侧。

疔疮初起:天南星、大黄、黄柏、天花粉、芙蓉叶捣烂调敷。

毒蛇咬伤:天南星捣烂醋调敷。

跌打损伤:天南星、降香、半夏磨粉白蜜调敷。

【现代药理研究简介】

天南星含生物碱、皂苷、安息香酸等,生物碱为有毒成分。药理实验表明天南星提取物有抗癌效用,对部分有害菌及病毒有杀灭作用。本品有毒,内服本品中毒或外用对皮肤黏膜的过度刺激,可用稀酸或白矾水冲洗,并用浓茶、蛋清外涂。

　※鹅不食草

【药用部分】　全草。

【性能】　辛温。祛风通窍,散结消肿。

【外敷举例】

疟疾:鲜鹅不食草捣烂敷内关穴。

面神经麻痹:鲜鹅不食草捣烂敷患侧下关、颊车穴。

【现代药理研究简介】

鹅不食草含三萜类成分,如蒲公英醇、黄酮苷、有机酸、氨基酸、挥发油等。三萜类物质及挥发油能通过皮肤神经末梢感受器,增强局部血流,并有良好的抗菌、抗病毒作用。

※**细辛**

【**药用部分**】　全草。

【**性能**】　辛温,有小毒。祛风散寒,开窍止痛。

【**外敷举例**】

头痛:细辛、白芷磨粉,醋调敷太阳穴。

小儿口疮:细辛磨粉醋调敷脐。

不孕:细辛磨粉,与姜汁、蜂蜜调敷关元穴。

【**现代药理研究简介**】

细辛所含的挥发油有镇静、麻醉、镇痛作用,而且能降低炎症组织释放组胺,有一定的促皮质激素样作用。

※**冰片**

【**药用部分**】　天然者称"龙脑冰片",人工合成者称"机制冰片"。

【**性能**】　辛苦性凉。开窍,醒神,散热,止痛,去翳。

【**外敷举例**】

痈疖:冰片、黄连磨粉外敷。

【**现代药理研究简介**】

冰片有效成分为右旋龙脑,对金黄色葡萄球菌有明显的抑制作用。

※**蜈蚣**

【**药用部分**】　虫体。

【**性能**】　辛咸温,有毒。祛风止痉,攻结散毒,通络止痛。

【**外敷举例**】

面神经麻痹:蜈蚣磨粉用胆汁调敷患侧。

肿毒恶疮:蜈蚣、全蝎、大黄、冰片磨粉,醋调敷。

蛇咬伤:蜈蚣、白芷、雄黄、樟脑磨粉,麻油调敷。

【**现代药理研究简介**】

蜈蚣含两种类似蜂毒的有毒成分,即组胺样物质及溶血蛋白质,此外还含酪氨酸、亮氨酸、蚁酸、脂肪油及胆固醇。药理试验证实蜈蚣有抗惊厥作用,其水浸液对皮肤真菌、结核杆菌有抑制作用,并能促进机体新陈代谢。

※全蝎

【药用部分】 虫体或蝎尾。

【性能】 辛咸平,有毒。熄风止痉,通络止痛,攻毒散结。

【外敷举例】

破伤风:全蝎磨粉和入少许麝香外敷。

偏头痛:全蝎、地龙、土狗、五倍子磨粉,酒调敷太阳穴。

瘰疬:全蝎、山栀熔入黄蜡制膏敷贴。

【现代药理研究简介】

全蝎含蝎毒素,是一种毒性蛋白,有溶血和抗惊厥等作用。

※五倍子

【药用部分】 虫瘿。

【性能】 酸涩性寒。敛肺涩肠,止血,解毒。

【外敷举例】

齿衄:五倍子煅存性,磨粉外敷。

外伤出血:五倍子粉外敷。

脓水疱:五倍子、枯矾磨粉,猪油调涂。

阴囊湿疹:五倍子、黄柏磨粉,麻油调涂。

瘢痕疙瘩:五倍子、蜈蚣磨粉,蜂蜜调敷。

【现代药理研究简介】

五倍子主要成分是鞣质,可使皮肤、黏膜、溃疡等部位的组织蛋白凝固,而呈收敛作用,使血液凝固而呈止血作用。五倍子还有抑菌抗炎作用。

※阿魏

【药用部分】 油胶树脂。

【性能】 苦辛温。消积,散痞,截疟,杀虫。

【外敷举例】

癥瘕积聚:阿魏、白芥子、乳香浸药,穿山甲油熬成膏外敷。

疟疾:阿魏、大蒜捣烂敷合谷穴。

【现代药理研究简介】

阿魏含挥发油、树脂及树胶。挥发油中含多种有机硫化物,有渗透入皮肤黏膜下组织的作用。

※木鳖子

【药用部分】 种子。

【性能】 苦微甘温,有毒。散结攻毒,消肿止痛。

【外敷举例】

红赤漫肿无头毒疽:木鳖子、草乌、半夏,炒焦磨粉水调敷。

痔疮肠毒:木鳖子醋磨外涂。

【现代药理研究简介】

木鳖子含甾醇、齐墩果酸、木鳖子酸、皂苷、蛋白质等,水浸剂有降压作用。本品毒性较大,外用于皮肤有一定的消炎作用。

第六节　中药外敷疗法的常用腧穴

一、腧穴的概念和分类

腧穴,是指脏腑、经络之气输注于体表的部位,腧,通“输”,是转输之意,“穴”指孔隙。根据腧穴的不同特点,可分为经穴、奇穴和阿是穴3类。

经穴:又称“十四经穴”,指分布在十二经脉和任、督二脉上的腧穴。经穴是腧穴的主要组成部分。

奇穴:又称“经外奇穴”,是指十四经以外,有一定的穴名,又有明确的位置,对某些疾病有特殊治疗作用的腧穴。

阿是穴:又称“压痛点”、“天应穴”,没有具体的名称,也没有固定的位置,是指病痛局部或与病痛有关的压痛点。

二、取穴方法

　　寻找腧穴的位置，称为取穴。取穴准确与否，直接影响治疗效果。为了取穴准确，必须掌握中医经络学特定的骨度分寸折量法和体表天然标志。在取穴时要根据各经腧穴的具体情况，医生、患者各采用一定姿势和动作（如患者的坐、卧、屈肘、张口和医生的推、拉、翻、转等）将体位姿势摆好，再采用骨度分寸折量等取穴法，才能取得准确穴位。

1. 骨度分寸折量取穴法

　　是将病人身体某一部位的距离，折作一定的寸数，按规定寸数取穴。《灵枢·骨度》曰："众人之度，人长七尺五寸。"就是说不论男女老幼、高矮肥瘦，都是按"骨度法"折量。这种取穴法，头面四肢都可使用（如图 1、表 1）。

表 1　常用骨度分寸度量法

部位	起止部位	骨度分寸	度量法	说　　明
头面颈项部	眉心至前发际	3 寸	直寸	1. 前后发际不明者，从眉心至大椎折作 18 寸 2. 头维穴至神庭穴折作 4.5 寸
	前发际至后发际	12 寸	直寸	
	后发际至大椎	3 寸	直寸	
	前发际至颈	1 尺	直寸	
	两头维之间	9 寸	横寸	
	耳后两完骨（乳突）之间	9 寸	横寸	用于量头部的横寸
	结喉至缺盆	4 寸	直寸	
	后发际至背骨	2.5 寸	直寸	

续表

部位	起止部位	骨度分寸	度量法	说明
胸腹部	天突至歧骨（剑突）	9寸	直寸	1. 胸胁部的直寸,按肋骨计算,一肋骨折作1.6寸 2. "天突"指穴名的部位 3. 胸腹部取穴的横寸可根据两乳头之间的距离折量,女性可用缺盆穴之间的宽度来代替两乳头之间的横寸
	歧骨至肚脐	8寸	直寸	
	肚脐至横骨上廉（耻骨联合上缘）	5寸	直寸	
	两乳头之间	8寸	横寸	
侧胸部	腋下至季胁	12寸	直寸	季胁指十一肋端
侧腹部	季胁至髀枢	9寸	直寸	髀枢指环跳处
背部	大椎下至尾骶	21椎	直寸	背部腧穴按脊柱定位。一般临床取穴,肩胛骨下角相当于第7(胸)椎,骶髂嵴相当于第16椎(第4腰椎棘突)
	两肩骨以下至脊柱之间	6寸	横寸	
上肢部	腋前纹头至肘横纹	9寸	直寸	腋前纹至腕横纹用于手三阴、三阳经的直寸
	肘横纹至腕横纹	12寸	直寸	
	腕横纹至中指本节	4寸	直寸	
	中指本节至其末	4.5寸	直寸	
下肢部	横骨上廉至内辅骨上廉	18寸	直寸	1. 内辅骨上廉指股骨内上髁 2. 用于足三阴经的直寸
	内辅骨下廉至内踝尖	13寸	直寸	

部位	起止部位	骨度分寸	度量法	说明
下肢部	髀枢至膝中	19寸	直寸	1. 用于手足三阳经的直寸 2. 臀横纹至膝中折作14寸 3. 膝中指膝盖中央或膝窝横纹 4. 膝中的水平线,前面相当于犊鼻,后面相当于委中
	臀横纹至膝中	14寸	直寸	
	膝中至外踝尖	16寸	直寸	
	外踝尖至足底	3寸	直寸	
	足长	12寸	长度	

2. 手指同身寸取穴法

以患者本人手指的某些部位作一定分寸用以比量腧穴位置的方法,又称"指寸定位法"。本法种类很多,各有一定的使用范围。常用法有4种。

(1)中指同身寸:是以患者的中指屈曲,以中指中节内侧面,两端横纹尖之间距离,折作同身寸1寸(图2)。可用于四肢部取穴的直寸和背部取穴的横寸。

(2)拇指同身寸:是以患者的拇指指关节的横度折作同身寸1寸(图3),可用于四肢部的直寸取穴。

(3)二横指(食中指)同身寸:折作同身寸1.5寸(图4)。

(4)四横指同身寸:又称"一夫法"。令患者食指、中指、无名指和小指并拢,以中指指节横纹处为准,四指横量折作同身寸3寸(图5)。可用于四肢部、下腹部取穴的直寸和背部取穴的横寸。

指寸定位法使用方便,但易有误差,只能作为其他取穴方法的补充,而不能替代其定穴方法,否则有长短失度之弊,取穴不准,影响疗效。

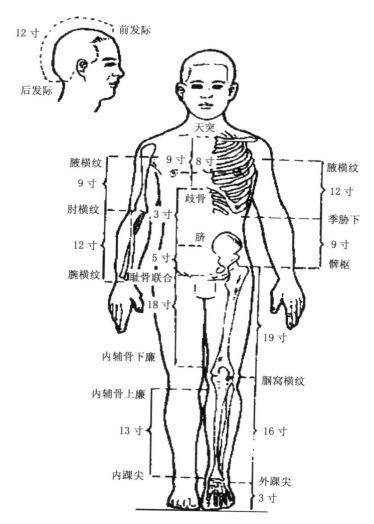

图1 骨度分寸折量法

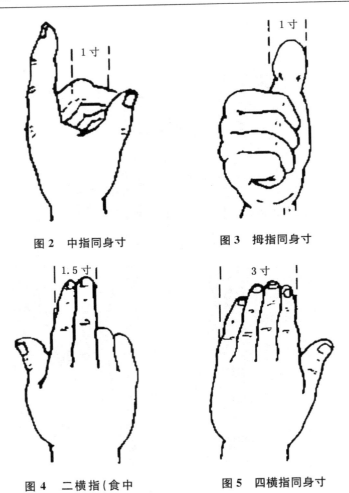

图2　中指同身寸　　　　　　图3　拇指同身寸

图4　二横指（食中
　　　指）同身寸　　　　　　图5　四横指同身寸

3. 人体天然标志取穴法

　　是一种以患者身体的天然标志定取腧穴的方法，又称"自然标志定位法"。自然标志分为固定标志和移动标志两种。固定标志是一种不受人体活动影响而固定不移的标志，如由骨骼和肌肉所形成的凹陷和凸起、五官轮廓、头发边际、指甲、乳头、脐窝等。如腓骨小头前下方凹陷处定阳陵泉,两眉之间定印堂,脐窝正中定神阙,两乳头连线中点定膻中,耻骨联合上缘定曲骨等。移动标志是一种需要采取相应的动作姿势才会出现的标志,如各关节、肌肉、肌腱、皮肤随着活动而出现的空隙、凹陷、皱褶等。如耳门、听宫、听会应张口取穴,而取下关则应闭口,阳溪在拇长、拇短伸肌腱之间凹陷处,曲池在肘横纹的外侧端,上臂外展至水平位时在肩峰与肱骨粗隆之间会出现两个凹陷,前方凹陷定肩髃,后方凹陷定肩髎等。这些都是在动态情况下作为取穴定位的标志,使用简便,定位正确。

三、常用腧穴

人身是一个完整的统一体,外治用药通过体表与体内、经络与腧穴、诸窍与脏腑的特定联系,而起到治其外而作用于内的效果。人体十二经脉在表皮各有分属区域,在穴位上敷贴药物或用药汁淋洗,既对穴位有刺激作用,又通过经络的传导传输,使药性直达病所而达到治疗效果。

1. 头、面、颈部常用腧穴(图 6)

※百会

【定位】　正坐,两耳尖连线与头顶正中线之交点处。

【主治】　头痛,中风,癫狂,脱肛,失眠。

※囟会

【定位】　在前发际正中直上 2 寸(百会穴前 3 寸处)。

【主治】　头痛,眩晕,鼻渊,癫痫。

※印堂

【定位】　两眉头连线的中点,对准鼻尖处取穴。

【主治】　前头痛,头晕,鼻炎。

※太阳

【定位】　眉梢与外眼角之间向后约 1 寸处凹陷中。

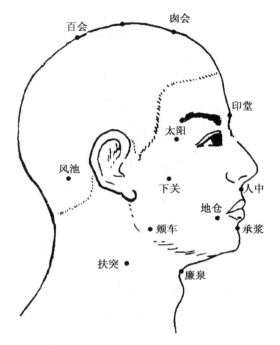

百会　　　　　囟会

印堂

太阳

风池

下关　　　　人中

地仓

颊车　　　　承浆

扶突

廉泉

图 6　头、面、颈部常用腧穴

【主治】　偏头痛,目赤肿痛,面瘫。

※地仓

【定位】　平口角旁开 0.4 寸处,直对瞳孔。

【主治】　流涎,牙痛,颊肿,口眼㖞斜,失音,眼肌痉挛,面神经痛,三叉神经痛,惊风等。

※颊车

【定位】　下颌角咬肌隆起最高点处。

【主治】　牙痛,流涎,颊肿,面瘫,三叉神经痛。

※下关

【定位】　颧弓下缘,下颌骨髁状突之前,切迹之间凹陷处。

【主治】　牙痛,耳聋,耳鸣,下颌关节痛,三叉神经痛。

※风池

【定位】　耳后,斜方肌和胸锁乳突肌上端之间的凹陷处。

【主治】　后头痛,眩晕,神志失常,高血压,眼疾,落枕,项强痛。

※承浆

【定位】　在下嘴唇之下,唇间正中凹陷中。

【主治】　下牙痛,牙龈肿,口噤不开,面肿,口眼㖞斜,中风昏迷,休克,惊风,癫痫,癔症,口腔溃疡,半身不遂,糖尿病,疝气,头项强直疼痛,小便赤黄等。

※扶突

【定位】　在颈侧部喉结旁 3 寸处,胸锁乳突肌后缘。

【主治】　咳嗽,哮喘,咽喉肿痛,颈淋巴结结核,甲状腺肿,唾液过多,胸锁乳突肌或舌骨肌麻痹等。

※廉泉

【定位】　在喉结上方凹陷中。

【主治】　舌下肿痛,舌强,舌弛缓,口疮,流涎症,甲状腺肿,舌根麻痹,支气管炎,喘息,暴喑,咽喉肿痛,呕吐,吞咽困难等。

2. 胸、腹部常用腧穴(图 7)

※会阴

【定位】　在阴囊(女子阴唇后联合部)与肛门之间,会阴部正中。

【主治】　小便不利,痔疮,脱肛,遗精,阳痿,阴茎痛,月经不调,子宫脱垂,阴道炎,阴部痒痛、多汗,肛门瘙痒、肿痛,遗尿,溺水昏迷,淋病,癃闭等。

※曲骨

【定位】　仰卧,脐下 5 寸处。

【主治】　小便不利,阳痿,带下。

※中极

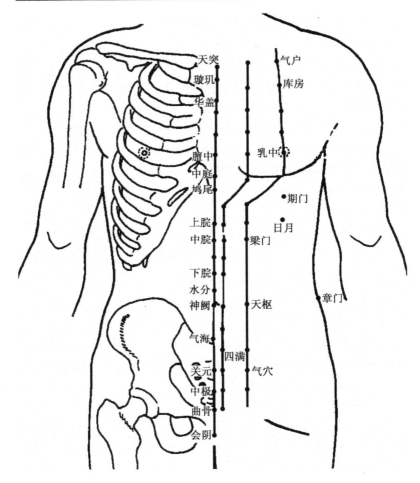

图 7　胸、腹部常用腧穴

【定位】　仰卧,脐下 4 寸处。

【主治】　泌尿、生殖系统疾病。

※关元

【定位】　仰卧,脐下 3 寸处。

【主治】　泌尿、生殖系统疾病。

※四满

【定位】　在脐下 2 寸,前正中线旁开 0.5 寸处。

【主治】　遗精,疝气,脐下积聚,腹痛,月经不调,痛经,功能性子宫出血,肠炎等。

※气海

【定位】　仰卧,脐下 1.5 寸处。

【主治】　腹痛,泄泻,便秘,小便不利,月经不调。

※神阙

【定位】　仰卧,肚脐中心处。

【主治】　腹痛,泄泻,水肿,虚脱等。

※天枢

【定位】　仰卧,肚脐左右 2 寸处。

【主治】　腹胀,腹泻,腹痛,月经不调。

※水分

【定位】　肚脐中心上 1 寸处。

【主治】　胃胀痛,腹胀如鼓,腹水,腹胀痛,绕脐痛,小便不利,泄泻,癃闭,反胃,水肿,肠鸣,脱肛等。

※下脘

【定位】　肚脐中心上 2 寸处。

【主治】　胃痛,呕吐,肠鸣,腹胀,腹痛,消化不良,胃扩张,胃痉挛,慢性胃炎,肠炎等。

※中脘

【定位】　仰卧,剑突与脐连线之中点处。

【主治】　胃痛,呕吐,腹胀,泄泻。

※上脘

【定位】　仰卧,中脘穴上 1 寸处。

【主治】　胃痛,呕吐。

※鸠尾

【定位】　仰卧,前正中线剑突下 0.5 寸处。

【主治】　胸痛。

※中庭

【定位】　仰卧,前正中线平第 5 肋间隙,胸剑联合的中点。

【主治】　胸痛,呕吐。

※膻中

【定位】　仰卧,两乳头连线之中点处。

【主治】　胸痛,咳喘,乳少,心悸。

※天突

【定位】　坐位,胸骨上窝正中凹陷处。

【主治】　咳嗽,失语,咽部异物感。

※华盖

【定位】　在膻中穴上 4.8 寸凹陷中。

【主治】　胸胁胀痛,咳嗽,哮喘,咽喉肿痛,呃逆,胸膜炎等。

※璇玑

【定位】　在华盖上 1.6 寸处。

【主治】　胸胁胀痛,咳嗽,哮喘,咽喉肿痛,呃逆,胸膜炎,肋间神经痛及麻痹等。

※章门

【定位】　在第 11 肋前端。

【主治】　黄疸,呃逆,呕吐,水肿,腹胀,泄泻,疳积,二便不利,胸胁胀痛,肝脾肿大,胃痛,消化不良,肺结核,支气管炎,心悸,疝气,膀胱炎,肝炎等。

※梁门

【定位】　脐上 4 寸,旁开 2 寸处。

【主治】　胃痛,腹胀,食欲不振,呕吐,泄泻,肠鸣,胃及十二指肠溃疡,消化不良等。

※日月

【定位】　在乳头直下第 7 肋下 5 分。

【主治】　胁肋胀痛,肋间神经痛,呃逆(膈肌痉挛),呕吐,吞酸,腹痛,癔症,黄疸,胆囊炎,胃溃疡,肝炎等。

※期门

【定位】　乳头直下,第 6 肋间隙。

【主治】　胸肋痛,腹胀,呕吐,呃逆,胃痛,哮喘,乳腺炎,乳汁少,肋间神经痛,肝脾肿大,肝炎,饮食不下,黄疸,妇女热入血室,胆囊炎,胸膜炎,慢性腹膜炎,心肌炎,癃闭,遗尿,阴中痛等。

※库房

【定位】　在乳中线上,第 1 肋间处。

【主治】　咳嗽,胸胁痛。

※气户

【定位】　锁骨下缘,前正中线旁开 4 寸处。

【主治】　咳嗽,胸痛。

3. 肩、背、腰、骶部常用腧穴(图 8)

※大椎

【定位】　正坐低头,第 7 颈椎棘突与第 1 胸椎棘突之间凹陷处。

【主治】　发热,咳喘,癫痫,项背痛。

※定喘

【定位】　大椎穴旁开 0.5 寸处。

【主治】　哮喘,咳嗽,感冒,项脊痛。

※结核

【定位】　后正中线旁开 3.5 寸,与大椎穴相平处。

【主治】　肺结核及其他结核病。

※百劳

【定位】　大椎穴旁开 1 寸,再直上 2 寸取穴。

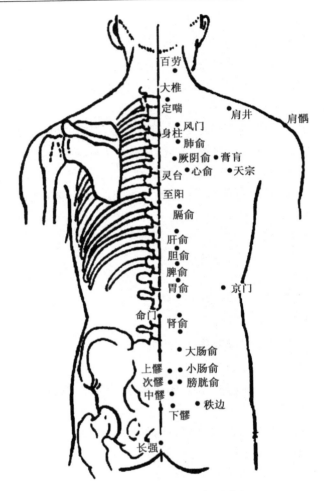

百劳

大椎
定喘
身柱 风门 肩井 肩髃
肺俞
厥阴俞 膏肓
灵台 心俞 天宗
至阳
膈俞

肝俞
胆俞
脾俞
胃俞 京门

命门 肾俞

大肠俞
上髎 小肠俞
次髎 膀胱俞
中髎 秩边
下髎

长强

图 8 肩、背、腰、骶部常用腧穴

【主治】 咳喘,落枕。

※风门

【定位】 坐位,第 2 胸椎棘突下与肩胛骨内缘连线之中点处。

【主治】 咳喘,胸背痛。

※身柱

【定位】　俯卧位,第 3 胸椎棘突下凹陷处。

【主治】　咳喘,肩背痛。

※肺俞

【定位】　坐位,第 3 胸椎棘突下,旁开 1.5 寸处。

【主治】　咳喘,胸背痛。

※厥阴俞

【定位】　在背部,第 4 胸椎棘突下,旁开 1.5 寸处。

【主治】　咳嗽,心痛,心悸,胸闷,呕吐。现多用于治疗气管炎,胃痉挛,风湿性心脏病,心绞痛,神经衰弱,肋间神经痛等。

※膏肓

【定位】　在厥阴俞旁开 1.5 寸处。

【主治】　肺结核,胸膜炎,支气管炎,神经衰弱,遗精健忘,哮喘,盗汗,吐血,咯血,肩背痛等。

※心俞

【定位】　坐位,第 5 胸椎棘突下旁开 1.5 寸处。

【主治】　胸痛,失眠,健忘。

※灵台

【定位】　在第 6 胸椎棘突下凹陷中。

【主治】　脊背强直疼痛,咳嗽哮喘,热病,丹毒,感冒等。

※至阳

【定位】　在第 7 胸椎下凹陷中,约与肩胛骨下角平齐。

【主治】　脊背强直疼痛,胸胁胀痛,咳嗽,哮喘,疟疾,热病,黄疸,胃痛,消化不良,肠鸣,胸膜炎,肋间神经痛,胆囊炎等。

※膈俞

【定位】　坐位,第 7 胸椎棘突下旁开 1.5 寸处。

【主治】　咳嗽,呕吐,贫血,气逆。

※肝俞

【定位】　背部,第 9 胸椎棘突下旁开 1.5 寸处。

【主治】　胸胁痛,失眠,目视不明。

※胆俞

【定位】　背部,第 10 胸椎棘突下旁开 1.5 寸处。

【主治】　胸胁胀痛,黄疸,口苦,胃痛,呕吐,肝炎,胆囊炎,胸膜炎,嗳嗝,咽喉炎,感冒,恶寒汗不出,肺结核等。

※脾俞

【定位】　背下部,第 11 胸椎棘突下旁开 1.5 寸处。

【主治】　胃病,水肿。

※胃俞

【定位】　背下部,第 12 胸椎与第 1 腰椎棘突之间,旁开 1.5 寸处。

【主治】　胃病,慢性腹泻。

※命门

【定位】　俯卧位,第 2 腰椎棘突下凹陷处。

【主治】　遗精,阳痿,月经不调,带下,泄泻,腰痛。

※肾俞

【定位】　背下部,第 2 腰椎棘突下旁开 1.5 寸处。

【主治】　腰痛,遗精,遗尿,月经不调,耳鸣。

※大肠俞

【定位】　腰部,第 4 腰椎棘突下旁开 1.5 寸处。

【主治】　腹痛,泄泻,痢疾,肠鸣,习惯性便秘,阑尾炎,淋病,遗尿,肾炎,脚气,脊柱肌痉挛,腰背酸痛,坐骨神经痛,腰腿痛,腰肌劳损,痔疮等。

※小肠俞

【定位】　第 1 骶椎棘突下旁开 1.5 寸处。

【主治】　小腹胀痛,小便淋漓,尿闭,遗尿,遗精,消渴,痢疾,赤白带下,盆腔炎,便秘,痔疮,腰痛,子宫内膜炎,肠炎等。

※膀胱俞

【定位】　第2骶椎棘突下旁开1.5寸处。

【主治】　小便不利,尿赤,遗尿遗精,阳痿,泄泻,便秘,腰脊酸痛,膀胱炎,痢疾,糖尿病,子宫内膜炎,下腹痛,骶骨神经痛,前列腺炎,脚气,坐骨神经痛,阴道炎,会阴部湿痒、肿痛,下肢麻痹等。

※八髎

【定位】　在第1、第2、第3、第4骶后孔中(分别称为上髎、次髎、中髎、下髎)。

【主治】　腰腿痛,泌尿,生殖系统疾患,月经不调,带下,盆腔炎,痛经,痔疮,下肢麻痹等。

※长强

【定位】　在尾骨与肛门之间。

【主治】　痔疮,泄泻,痢疾,脱肛,便秘,阳痿,遗精,癫痫,惊风,便血,子宫脱垂,阴痒,腰骶痛,阴囊湿疹,慢性淋病等。

4. 上肢部常用腧穴(图9)

※臂臑

【定位】　在曲池穴上7寸,三角肌下端凹陷中。

【主治】　肩臂痛,颈项强痛,颈淋巴结结核,目疾,癫痫,甲状腺肿,上肢瘫痪等。

※曲池

【定位】　曲肘,肘横纹桡侧端凹陷处。

【主治】　咽喉肿痛,发热,高血压,荨麻疹,上肢麻木,瘫痪,结膜炎,角膜炎。

※手三里

【定位】　在曲池穴下2寸,筋肉之间。

【主治】　齿痛颊肿,颌痛,流行性腮腺炎,颈淋巴结结核,胃痛,腹痛,腹泻,高血压,腰背痛,肘臂神经麻痹,半身不遂,面神经麻痹,上肢麻痹、酸痛、瘫痪,乳腺炎等。

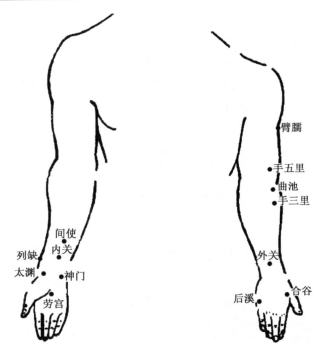

图9　上肢部常用腧穴

※**间使**

【定位】　仰掌,腕横纹上 3 寸,两筋之间。

【主治】　心悸,神志失常,胸痛,上肢病证。

※**内关**

【定位】　仰掌,腕横纹上 2 寸,两筋之间。

【主治】　心绞痛,心律不齐,胃痛,呕吐,神志失常,眩晕,胸闷胸痛,昏迷。

※**列缺**

【定位】　侧掌取穴,两手虎口交叉,一手食指按在桡骨茎突上,指尖下凹陷处取之。

【主治】　头痛,咳嗽,鼻塞,咽痛,腕痛。

※**太渊**

【定位】　仰掌,腕横纹上,桡动脉的桡侧凹陷处。

【主治】　咳嗽,咯血,手腕疼痛。

※**神门**

【定位】　仰掌,腕横纹尺侧端,尺侧腕屈肌腱的桡侧凹陷处。

【主治】　失眠,健忘,心烦,癫狂,胸痛,无脉症。

※**合谷**

【定位】　第1掌骨桡侧之中点,拇、食指并合时,在最高处取之。

【主治】　头痛,鼻血,牙痛,咽喉肿痛,面瘫。

※**后溪**

【定位】　第5掌骨小头的尺侧后方,掌横纹端赤白肉际处。

【主治】　头痛,腰背痛,耳鸣,耳聋。

※**劳宫**

【定位】　握拳时,正当中指尖下处。

【主治】　神志失常,呕吐,手掌多汗。

※**外关**

【定位】　腕背横纹上2寸,尺桡骨间。

【主治】　腕关节痛,落枕,偏头痛,耳鸣,耳聋。

5. 下肢部常用腧穴(图10)

※**风市**

【定位】　大腿外侧正中线,腘横纹头上7寸,患者以手贴于大腿外侧,中指尖下即本穴。

【主治】　痹证,中风偏瘫,半身不遂,坐骨神经痛,荨麻疹,遍身瘙痒,神经性皮炎,脚气,下肢肿痛、麻痹、瘫痪、关节酸痛等。

※**血海**

【定位】　在髌骨(膝盖)内上缘上2寸,右掌心按左膝,左掌心按右膝时拇指尖尽处是穴。

【主治】　经闭,阴痒,子宫内膜炎,睾丸炎,淋病,荨麻疹,湿疹,皮肤瘙痒症,慢性腹膜炎,脚气,贫血,腿膝肿痛,大腿内侧痛、麻痹等。

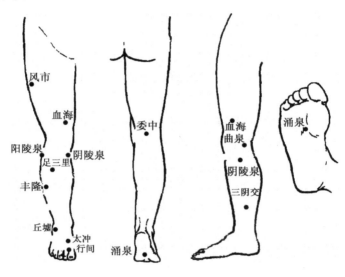

图 10　下肢部常用腧穴

※曲泉

【定位】　在髌骨(膝盖)内侧,腘窝里面横纹头之上凹陷中。

【主治】　大腿内侧部神经痛、痉挛或麻痹,膝关节炎,心悸,疝气,痔血,遗精,子宫脱垂,阴道炎,月经不调,闭经,阴茎痛,肾炎,阳痿,小便不利,癃闭,阴部痒痛,子宫肌瘤,腿膝肿痛等。

※委中

【定位】　俯卧位,腘窝中点两筋间处。

【主治】　腰背痛,下肢痛,腹痛,吐泻。

※阳陵泉

【定位】　腓骨小头前下方凹陷处。

【主治】　胸胁痛,下肢麻痹、疼痛。

※足三里

【定位】　屈膝,外膝眼下3寸,胫骨前嵴外侧一横指处。

【主治】　胃肠道疾病,头昏,耳鸣,高血压,荨麻疹,下肢麻痹、疼痛。

※三阴交

【定位】　内踝高点上3寸,胫骨内侧后缘处。

【主治】　腹痛,泌尿系统疾病,生殖系统疾病,下肢麻痹、疼痛。

※阴陵泉

【定位】　胫骨内侧下缘凹陷处。

【主治】　泌尿系统疾病,生殖系统疾病,膝关节痛。

※丰隆

【定位】　在外踝尖上8寸与膝窝外面横纹之间,胫骨外约二横指,两筋间隙中。

【主治】　头痛,目眩,癔症,精神病,癫痫,咳嗽,哮喘,腹痛,痢疾,便秘,中风,咽痛,慢性支气管炎,下肢痉挛、麻痹、瘫痪等。

※外丘

【定位】　在外踝尖上7寸,腓骨后缘后约一横指。

【主治】　颈项强痛,胸胁胀痛,坐骨神经痛,腓肠肌痉挛,腿痛、瘫痪,脚气等。

※丘墟

【定位】　在外踝前下方凹陷中。

【主治】　胸胁胀痛,颈项强直疼痛,腋下肿痛,胆囊炎,半身不遂,腓肠肌痉挛,坐骨神经痛,脚气,肺炎,胸膜炎,疝气,肋间神经痛,腿痛,外踝和足跟肿痛等。

※行间

【定位】　在足背侧,当第1、第2趾间,趾蹼缘后方赤白肉际处。

【主治】　胁痛腹满,头痛,目眩,目赤肿痛,雀目,口歪,疝痛,小便不利,遗尿,消渴,月经不调,崩漏,失眠,癫痫。现多用于治疗青光眼,扁桃体炎,面神经麻痹,肋间神经痛,高血压,睾丸炎,功能性子宫出血等。

※太冲

【定位】　在行间后 1.5 寸骨缝中。

【主治】　遗尿,疝气,头痛,目眩,崩漏,口渴,胁痛,泄泻,癃闭,黄疸,高血压,月经不调,赤白带下,阴肿,淋病,胸满,癔症,失眠,口眼喎斜,足痛无力,足趾挛痛,疝气,肾炎,乳腺炎,腋下肿痛,阴茎痛,便秘等。

※涌泉

【定位】　足心中央,约在足底(去趾)中央前 1/3 处。

【主治】　昏迷,神志失常。

第二章 内科疾病的中药外敷疗法

第一节 感 冒

【概述】

感冒是由病毒或细菌引起的上呼吸道感染性疾病,分普通感冒和流行性感冒两种。四季皆可发病,尤以冬、春两季寒冷季节多见。中医认为,因为病人所感受的病邪不同,人体有偏寒、偏热的差异,所以在证候表现上也有风寒、风热之分。感冒的发生,多因气候变化,寒热失常,身体虚弱,过度疲劳,腠理疏松,卫气不固,或感染时邪病毒所致。若感染非时之邪,病情严重,并有传染性者称"时行感冒",即现代医学所称的流行性感冒。

【辨证】

1. 风寒感冒

症见发热,恶寒,无汗,头痛,周身酸痛,鼻塞流清涕,咳嗽,痰白稀薄等。

2. 风热感冒

症见发热,恶风,汗出不畅,口渴欲饮,头痛,面红目赤,鼻塞流黄涕,咽痛,咳嗽,痰黄稠等。

3. 暑邪感冒

发热,无汗或汗出热不解,头晕,头痛,鼻塞,身重困倦,胸闷泛恶,口渴心烦,食欲不振,或有呕吐、泄泻,小便短黄,舌质红,苔黄腻,脉数。

4. 时行感冒

起病急骤,全身症状重。高热,恶寒,无汗或汗出热不解,头痛,心烦,目赤咽红,肌肉酸痛,腹痛,或有恶心、呕吐,舌质红,舌苔黄,脉数。

【治疗】

1. 方药一

【组成】　芭蕉根 500 克,食盐 30 克。

【用法】　将上 2 种药捣烂,外敷中庭、鸠尾、神阙 3 穴,药干后再换,敷至症状改善,体温恢复正常为止。

【主治】　感冒高热。

2. 方药二

【组成】　橘子叶、老姜、葱头各等量。

【用法】　将上药和酒炒热,用布包熨痛处。

【主治】　风寒感冒,关节作痛或全身疼痛。

3. 方药三

【组成】　绿豆粉 30 克,蚯蚓 5 条。

【用法】　将蚯蚓洗净,加水与绿豆粉捣成糊状,外敷于患者囟门与脐部,绷带包扎固定,每天换药 1 次。

【主治】　流行性感冒。

4. 方药四

【组成】　牛蒡子、茶叶、紫菀各 15 克,猪牙皂、菖蒲各 12 克,莱菔子 30 克。

【用法】　将上药煎成汤剂,然后用毛巾浸泡药汁湿敷于胸部,每天 3 次。

【主治】　流行性感冒。

5. 方药五

【组成】　羌活、防风、川芎、白芷、桂枝、白芍、甘草、柴胡、黄芩、半夏各 15 克。

【用法】 将上药用麻油熬煎后,研细成粉末,然后装入瓶中备用。用时取适量药末以白酒调成糊状,敷贴于胸口上,每天 1 次。

【主治】 风寒感冒。

6. 方药六

【组成】 橘子叶 15 克,老姜 15 克,葱头 15 克,白酒适量。

【用法】 将橘子叶、老姜、葱头放入锅内,加入白酒炒热,即放入透气的布袋内,敷熨头部、胸部、四肢关节等处,每日 3 次,3 日为 1 疗程。

【主治】 风寒感冒。

7. 方药七

【组成】 葱头 7 个,淡豆豉 7 粒,生姜 1 片。

【用法】 上药共捣烂,蒸热如膏糊,摊在厚纸上,待微热贴于患儿囟门上,贴药后有发汗反应。

【主治】 小儿流行性感冒。

8. 方药八

【组成】 食用芥末面,不拘量。

【用法】 开水冲调,摊于布上,贴喉部、胸上部、背部,用棉花盖覆,20 分钟后取去,棉花一层盖住皮肤,再用热毛巾拧干盖在棉花上。轻症 1 次,重症 2 次。

【主治】 小儿感冒。

9. 方药九

【组成】 白芥子 9 克,鸡蛋 2 枚。

【用法】 将白芥子研细末,调鸡蛋清,敷脚心。

【主治】 感冒发热。

10. 方药十

【组成】 吴萸、明矾各 9 克。

【用法】 共研细末,以鸡蛋清调匀,敷两手心、足心。

【主治】 小儿感冒。

11. 方药十一

【组成】 生明矾 30 克。

【用法】 研细末,用米醋调糊,贴足心。

【主治】 治小儿感冒。

12. 方药十二

【组成】 栀子 3 个,桃仁 7 个。

【用法】 上药研末,炒麦面水调贴手心。

【主治】 小儿感冒。

13. 方药十三

【组成】 鲜地龙数条,白糖适量。

【用法】 将地龙洗净,放入碗内,撒入白糖,地龙溶解再加面粉适量,共调捣成膏,纱布包裹,敷头顶百会穴和肚脐。干后取下加水调稀再敷。

【主治】 感冒高热。

14. 方药十四

【组成】 大黄、山栀、僵蚕各 4 份,牛膝 2 份,细辛 1 份。

【用法】 上药共研细末,每次取 5～8 克醋调糊状,敷贴双脚涌泉穴,包扎固定。4～6 小时取下,无效可连用。

【主治】 上感、腹泻、扁桃体炎、口疮、支气管炎等所致高热。

15. 方药十五

【组成】 石膏 100 克,青蒿 100 克,蒲公英 30 克,黄芩 20 克。

【用法】 共研细末,每用 50 克凉开水或蜂蜜拌成糊状,涂纱布贴背部肺俞穴,每日 1～2 次。连用 3 天。

【主治】 外感发热。

16. 方药十六

【组成】 白芥子、干蟾、细辛、延胡索、姜汁。

【用法】 前 4 味研细末,姜汁调成饼,大小约 3cm×3cm,分别贴天突、膻中、大杼、两侧肺俞穴。每次 1 小时,较大儿 2 小时,隔日 1 次。3 次为 1 疗程。痰多者加敷两足涌泉穴,肾虚加贴肾俞穴。

【主治】　小儿反复发作感冒和咳嗽。

【备注】

(1)居室保持空气流通、新鲜。每天可用食醋 50ml,加水熏蒸 20～30 分钟,进行空气消毒。

(2)发热期间多饮热水,汤药应热服。饮食易消化、清淡,如米粥、新鲜蔬菜、水果等,忌食辛辣、冷饮、油腻食物。

(3)注意观察病情变化,及早发现感冒兼证。

第二节　支气管炎

【概述】

支气管炎属于中医咳嗽、痰饮的范畴,以咳嗽、吐痰为主症。支气管炎分为急性和慢性两类。急性支气管炎是由于风寒、风热外侵,邪袭肌表,肺气不宣,清肃失职,痰液滋生,或感受燥气,肺津受灼,痰涎黏结所致。此病初起时常有喉痒、干咳等上呼吸道感染症状。发病 1～2 天后,咳出少量黏痰或稀薄痰,以后逐渐转为黄脓痰或白黏痰,可持续 2～3 个星期。如果急性支气管炎得不到彻底治愈,或因反复发作,可变成慢性支气管炎。其症状是早、晚咳嗽加重,痰多呈白色、稀薄或为黏性,如继发感染,可有全身症状和吐脓痰,如经久不愈,严重者可导致肺气肿或肺源性心脏病,患者的体质多比较虚弱。

【辨证】

1. 痰湿蕴肺型

症见咳嗽频作,晨起尤甚,痰多,色白质黏,胸脘闷胀,食少便溏等。

2. 痰热蕴肺型

症见咳嗽气急,或有发热,痰多黏厚,或黄稠,咳痰不爽,口干,便秘等。

3. 肺肾阳虚型

症见咳嗽气急,动则尤甚,胸闷痰多,痰多白沫,畏寒肢冷,下肢浮肿等。

【治疗】

1. 方药一

【组成】　甘遂、白芷、白芥子、半夏各 15 克。

【用法】　将上药捣烂,以姜汁调成糊状,外敷于两侧心俞、肺俞、膈俞 3 穴上。

【主治】　久咳不愈,伴气喘的慢性支气管炎。

2. 方药二

【组成】　生蓖麻子 250 克,闹羊花 150 克,白芥子 75 克,北细辛 90 克,甘遂、生明矾各 60 克,冰片 45 克。

【用法】　将蓖麻子去壳,闹羊花、北细辛烘干,白芥子炒微热,甘遂用瓦焙至微黄。先将闹羊花、细辛、甘遂、明矾、冰片混合研成粉末,再与蓖麻仁混合捣成泥状,瓶贮密封备用。用时将上药适量烘热,然后趁热分别敷于大椎、肺俞穴上,并可酌情配合敷肾俞、丰隆、膻中、天突等穴。

【主治】　虚寒咳嗽与气喘型支气管炎。

3. 方药三

【组成】　白芥子 75 克,白芷 10 克,蜂蜜少许。

【用法】　将前两味药研为细末,加入蜂蜜拌匀成糊状,然后分成两半烤热后敷贴于风门穴,早晚各换药 1 次,连敷数日即愈。

【主治】　急性支气管炎。

4. 方药四

【组成】　制草乌 10 克,制南星 10 克,白果 10 克,生姜 6 克,醋适量。

【用法】　先将草乌、南星、白果、生姜和匀,磨成细粉,再加入醋调成糊状,敷于肺俞(双)、膻中穴,外用胶布固定,每日1换,7日为1疗程。

【主治】　痰湿蕴肺型支气管炎。

5. 方药五

【组成】　大黄30克,五倍子30克,牡蛎30克,醋适量。

【用法】　先将大黄、五倍子、牡蛎和匀,磨成细粉,再加入醋调匀,做成药饼3只,敷于肺俞(双)、膻中穴,外用胶布固定,每日1换,7日为1疗程。

【主治】　痰热蕴肺型支气管炎。

6. 方药六

【组成】　芫花10克,黄菊花10克,踯躅草10克。

【用法】　先将芫花、黄菊花、踯躅草和匀,磨成粗粉,装入纱布口袋中,隔水蒸20分钟后反复热熨膻中、天突、气海等穴,每日2次,每次15分钟,7日为1疗程。

【主治】　痰热蕴肺型支气管炎。

【附注】　本方有小毒,慎勿入口。

7. 方药七

【组成】　白芥子、延胡索各2克,生甘遂、生川乌、牙皂、桂枝各1克。

【用法】　上药研粉备用。治疗时用生姜汁加麻油(或菜油),调成饼。药饼中间加丁香粉0.2克,于暑夏三伏天外敷肺俞、风门、膏肓(双)穴。每次2~4小时,局部有烧灼感或蚁走感时去掉,10日1次,3次为1疗程。

【主治】　慢性支气管炎。

8. 方药八

【组成】　细辛0.6克,生元胡0.6克,芥子0.6克,甘遂0.6

克,生半夏 0.6 克,樟脑 0.3 克,冰片 0.03 克(长夏三伏天之末加附子 0.06 克、川椒 0.06 克)

【用法】 研细末,用姜汁调糊在长夏的初、中、末各 1 天贴敷璇玑、膻中,双侧肺俞、心俞、肾俞穴,每日 1 剂,贴敷 8~24 小时。

【主治】 慢性支气管炎。

9. 方药九

【组成】 杏仁、木通、桃仁各 10 克,白胡椒 25 克,炒白扁豆 30 粒,黑木耳、鸡血藤、柴胡各 6 克,木香 4 克,木鳖子 15 克,沉香、巴豆、陈皮、甘草各 3 克。

【用法】 上药共研细末,混匀,每次 6 克,用蛋清或凡士林调敷双侧涌泉穴,再用纱布包裹固定,每天 1 次,7 天为 1 疗程。

【主治】 慢性支气管炎。

10. 方药十

【组成】 白芥子 30 克。

【用法】 研细末,用水调和,贴前胸、后背,30 分钟后去掉。

【主治】 支气管炎。

11. 方药十一

【组成】 白芥子末 90 克,白芷、轻粉各 9 克。

【用法】 加适当蜂蜜调成两块饼,烤热贴风门穴,早晚各 1 次。

【主治】 支气管炎。

【附注】 本方刺激性强,不可久贴。有起泡不能再贴。

12. 方药十二

【组成】 洋金花 30 克,甘遂 10 克,细辛 15 克,白芥子 35 克。

【用法】 上药共研细末,用生姜水调匀,做成 5 克重圆形药饼。于每年三伏天针刺肺俞、心俞、膈俞穴(均双侧),得气后出针。在药饼上加麝香 0.01 克,用橡皮膏将药饼固定于穴位,约 2 小时后取掉。连续 3 次为 1 疗程。

【主治】　慢性支气管炎。

13. 方药十三

【组成】　老鹳草 30 克,白芥子 35 克,细辛 15 克,甘遂、香白芷各 10 克,元胡 12 克,麝香 0.3 克。

【用法】　将前 6 味药研末,加麝香,用姜汁调匀,制成重 1 克的药饼。于每年夏季初、中、末伏将药饼贴敷于双侧肺俞、心俞、膈俞穴。每伏 1 次,贴前按摩穴位 2 分钟,每次贴 6 小时。

【主治】　慢性支气管炎。

14. 方药十四

【组成】　大蒜适量。

【用法】　去皮,捣烂,用油纱布 2～3 层包裹,敷两脚心涌泉穴,一般敷 2 小时,局部灼热有刺痛感时去掉,每日 1 次,连敷 3～5 日。

【主治】　风寒咳嗽。

15. 方药十五

【组成】　麻黄 60 克,胡椒 20 粒,老姜 15 克。

【用法】　共研末,以白酒调面粉,再炒成饼,贴背部肺俞穴。

【主治】　冬天久咳。

16. 方药十六

【组成】　葱头适量。

【用法】　捣烂,炒热(以不烫皮肤为度)敷前胸,每日 1 次,连续敷 2～3 次。

【主治】　风寒久咳。

17. 方药十七

【组成】　栀子、桃仁各 20 克,杏仁 6 克,糯米、胡椒各 1 克。

【用法】　共研细末,用鸡蛋清调成膏,敷两脚心(涌泉穴)及足背相对应位置,覆盖薄膜绷带固定,12 小时换 1 次。

【主治】　风热咳嗽。

18. 方药十八

【组成】　白芥子、栀子、桃仁、苦杏仁各 20 克,吴茱萸、樟脑各 10 克。

【用法】　研末,与鸡蛋清、面粉调匀成饼状,分贴于双侧涌泉穴,用布包扎,再用热水袋加温片刻。24 小时取下,如无效,再续贴 1 次。

【主治】　感冒咳嗽较重者。

19. 方药十九

【组成】　附片、肉桂、干姜各 20 克,山奈 10 克。

【用法】　共研末,装瓶,先用拇指在双侧肺俞穴用力按摩半分钟左右,使局部潮红,再将药粉一小撮放在穴位上,用 3cm×3cm 医用胶布固定,隔日换药 1 次。若为久咳者,先用生姜及葱白捣汁擦拭肺俞穴及脊柱两侧。

【主治】　急慢性咳嗽,尤适用于小儿咳嗽。

20. 方药二十

【组成】　白芥子、细辛、白芷各 10 克,蜂蜜 20 克。

【用法】　上药共为细末。拌匀呈膏状,装入大口瓶中。在风门穴处用生姜擦至发热后,取适量药膏外敷于双侧风门穴上,外加宽胶布固定。每 48 小时换药 1 次,连用 3～5 天。

【主治】　小儿外感咳嗽。

第三节　支气管哮喘

【概述】

支气管哮喘是呼吸道过敏性疾病,属于中医的"哮"、"喘"、"痰饮"范畴。中医认为,本病是宿痰内伏于肺,因外感风寒、饮食不当、情志不畅、劳累过度或体质虚弱而诱发,其中与气候变化的关系最为密切。发作时,痰随气升,痰气交阻,气道不畅,肺的升降失常而导致喘咳、呼吸困难,喉中发出吼鸣声等。临床上应按实喘、虚喘、冷喘、热喘等证候分别治之。

【辨证】

1. 寒哮型

症见呼吸急促,喉间有哮鸣音,遇寒易发,痰白清稀,呈泡沫样,形寒肢冷等。

2. 热哮型

症见咳嗽气喘,胸闷气粗,痰黄黏稠,咳出不利,汗出,口渴喜饮等。

3. 肺肾阳虚型

症见气短声低,动则喘促汗出,面色苍白,畏寒肢冷,腰酸腿软,精神委靡等。

【治疗】

1. 方药一

【组成】 麻黄、桂枝、细辛、五味子、杏仁、远志、半夏、黄芪、白芥子、甘遂各30克。

【用法】 将以上药物共研成细末,以姜汁调成糊状,然后贴敷于华盖、膻中、膏肓(双)、膈俞(双)等穴位上。隔天换药1次,7天为1疗程。

【主治】 肺肾阳虚型哮喘。

2. 方药二

【组成】 白矾末25克,面粉、米醋各适量。

【用法】 将上药共调匀制成小饼状,烤热后贴敷于患者两足底涌泉穴上,并用纱布包好,敷一昼夜后将药物除掉,5～7次为1疗程。

【主治】 各型气喘。

3. 方药三

【组成】 桃仁、杏仁、栀子仁各10克,白胡椒2克,糯米7粒。

【用法】 将上药共研为粉末,用鸡蛋1个(去黄用鸡蛋清)调匀摊于纱布上,然后贴敷于足底涌泉穴上,12～24小时后将药物取下,一般敷1～3次有效。

【主治】 各型气喘。

4. 方药四

【组成】 麻黄30克(研末),白糖30克。

【用法】 将上药用白酒拌匀后炒热,调成饼状贴敷于膻中穴上,30分钟后将药物取下。

【主治】 寒哮型哮喘。

5. 方药五

【组成】 麻黄10克,桂枝10克,杏仁10克,苏子5克,橘皮5克,甘草10克,醋适量。

【用法】 先将麻黄、桂枝、杏仁、苏子、橘皮、甘草和匀,磨成细粉,再加醋调成糊状,敷于涌泉穴(双),外盖纱布,胶布固定,每日1换,7日为1疗程。

【主治】 寒哮型哮喘。

6. 方药六

【组成】 桃仁10克,杏仁10克,生栀子10克,白胡椒20粒,红曲20粒,樟脑、鸡蛋清各适量。

【用法】 先将桃仁、杏仁、生栀子、白胡椒、红曲、樟脑和匀,磨成细粉,再加鸡蛋清调成糊状,敷于涌泉(双)、膻中穴,外盖纱布,胶布固定,隔日1换,7日为1疗程。

【主治】 热哮型哮喘。

7. 方药七

【组成】 白芥子20克,延胡索20克,甘遂10克,细辛10克,冰片1克,生姜汁适量。

【用法】 先将白芥子、延胡索、甘遂、细辛、冰片和匀,磨成细粉,装瓶密封备用。用时取药粉适量,加入生姜汁调成糊状,敷于肺俞(双)、膏肓(双)、百劳(双)穴,外盖纱布,胶布固定,每日1换,每次2小时,3日为1疗程。

【主治】　肺肾阳虚型哮喘。

【附注】　本方适宜在夏季三伏中分次应用,对防治支气管哮喘有良好效果。

8. 方药八

【组成】　白芥子9克,延胡索9克,细辛9克,甘遂6克。

【用法】　上药共研细末,用时取药末适量,以生姜汁调后制成直径4cm、厚为0.5cm的药饼,敷贴肺俞、扶突、膈俞、膻中等穴,覆盖固定。体虚易感冒者加大椎、足三里穴;以喘为主者加贴定喘、涌泉穴;痰多者加贴丰隆穴;以咳为主者加天突、列缺穴。每两天换药一次,15天为1疗程。

【主治】　哮喘。

9. 方药九

【组成】　吴茱萸、附子、巴戟天、肉桂、洋金花、补骨脂。

【用法】　上药共研细末。取药面3克,用温水调成糊状,分贴双涌泉穴,次晨取下。冬至至数九第1日开始,每晚1次,用3日。每一九连贴3次,共27次。

【主治】　哮喘。

10. 方药十

【组成】　麻黄120克,老姜120克(捣烂),面粉120克。

【用法】　上药麻黄细研,与老姜、面粉加酒炒热,包敷背心。

【主治】　哮喘。

11. 方药十一

【组成】　白矾30克(研末),面粉、醋各适量。

【用法】　上3味和匀做成小饼,贴患者两足心,布包一昼夜。冬季须将小饼放锅中烙热使用。

【主治】　哮喘。

12. 方药十二

【组成】　鲜白芥子。

【用法】　上药研细末,取少许水或蜜调,摊布上贴背部肺俞穴,3 小时后揭去。

【又方】　用姜汁调,敷肺俞穴,皮肤红即去掉,不使起泡。

【主治】　哮喘。

13. 方药十三

【组成】　白芥子 4.5 克,轻粉 6 克,半夏 9 克。

【用法】　上药共研极细末,取少量用蜂蜜调敷于天突、肺俞穴。

【主治】　痰喘。

14. 方药十四

【组成】　吴茱萸。

【用法】　上药研细末,用醋调成糊状,敷涌泉穴(或摊至整个脚心),外用纱布包好,48 小时除去。

【主治】　寒证哮喘。

15. 方药十五

【组成】　麝香 1～1.5 克,紫皮蒜 10～15 头。

【用法】　麝香研细末,蒜头捣泥。农历端午节中午近 12 点,让患者俯卧,以肥皂水、盐水清洗局部皮肤,正午 12 点将麝香敷在第七颈椎棘突至第十二胸椎棘突宽 8 分～1 寸的脊背中线长方形区域内,将蒜泥敷于麝香上,60～75 分钟后将麝香、蒜泥取下,清洗局部,涂以消毒硼酸软膏,再覆盖塑料薄膜并用胶布固定。连续 3 年端午日贴治为好。

【主治】　哮喘。

16. 方药十六

【组成】　杏仁、木通、桃仁各 10 克,白胡椒 25 克,炒扁豆 30 枚,黑木耳、鸡血藤、柴胡各 6 克,木香、木鳖子各 15 克,沉香、巴豆、陈皮、甘草各 3 克。

【用法】　上药共研细粉,混匀。每次 6 克,用蛋清或凡士林调敷双侧涌泉穴,再用纱布包裹固定,每天换 1 次,7 天为 1 疗程。

【主治】　咳嗽喘症。

17. 方药十七

【组成】　麻黄、白芍、苍耳子、甘草各 9 克,杏仁、辛夷、黄芩各 4.5 克,生石膏 60 克。

【用法】　上药共为末,以夏枯草煎汁调成饼,敷百劳、肺俞、膏肓穴上,于三伏天起敷贴。每 7 天 1 次,每次 30 分钟,共贴敷 6 次。

【主治】　热证哮喘。

第四节　肺　　炎

【概述】

肺炎属中医"风温病"范畴,是因为肺卫气不固,风热犯肺所致。按卫气营血辨证,可分为邪犯肺卫,热郁肺气,热入心营等证型。现代医学认为,肺炎为肺炎双球菌引起,临床上分为大叶性肺炎和支气管肺炎两种。大叶性肺炎多见于青壮年,以高热、咳嗽、胸痛、咳铁锈色痰为主要症状。支气管肺炎则多见于婴幼儿和年老体弱者,常因感冒引起,临床表现为发热,咳嗽,气急,鼻翼扇动,较大的儿童可出现寒战、胸痛、痰中带血等症状。

【治疗】

1. 方药一

【组成】　栀子 30 克,雄黄 9 克,细辛、没药各 15 克。

【用法】　将上药共研成细末,醋调成糊状,敷于胸部啰音最明显的部位。要经常保持药物湿润,如干燥,用醋调湿后再敷。

【主治】　痰鸣长久、迁延不愈的各种类型肺炎。

2. 方药二

【组成】　山栀子 25 克,桃仁 6 克,明矾 3 克,米醋适量。

【用法】　将前 3 味药共研为粉末,加入米醋调匀如糊状,摊于纱布上,然后敷贴于胸部。每天换药 1 次,连敷 7～10 天为 1 疗程。

【主治】　各种肺炎。

3. 方药三

【组成】　大黄 200 克,大蒜 100 克,芒硝 50 克。

【用法】　先将大蒜、芒硝 2 味药共捣烂如泥,敷肺俞穴及背部阿是穴(湿性啰音穴),敷时下垫油纱布 2～4 层,前胸后背轮敷,一次 2 小时。敷毕去掉,温开水洗净。大黄研细末,醋调成膏糊,敷阿是穴,每日 2 次,每次 8 小时。

【主治】　风热犯肺型肺炎。

4. 方药四

【组成】　蒲公英。

【用法】　将蒲公英捣碎做成丸药如花生大,每取 6 丸加鸡蛋清适量捣匀后敷于胸部。又:可口服,每日 3 次,每次 2 丸,含化咽,宜饭后。

【主治】　肺炎。

5. 方药五

【组成】　白芥子末 4.5 克,面粉少许。

【用法】　水调糊状,敷肺俞穴。

【主治】　肺炎。

【附注】　本方有刺激皮肤发泡的作用。

第五节 肺 结 核

【概述】

肺结核是由结核杆菌引起的慢性呼吸道传染病,俗称"痨病"。结核杆菌主要通过空气传播,一旦进入人体,在抵抗力下降时就会发病。本病起病缓慢,常表现为低热、夜间盗汗、咳嗽、咯血、胸痛、气急、面色潮红、倦怠、乏力、食欲减退、体重减轻、容易得感染性疾病等。当有病灶播散时,出现高热。实验室检查可有血沉增快,X 线胸部透视可见肺部有阴影。

【治疗】

1. 方药一

【组成】 大蒜 10 克,硫磺末 6 克,肉桂末 3 克,冰片 3 克。

【用法】 将大蒜去皮捣泥与后 3 味药调匀,摊放在两块 2～4 层的油纱布上,敷贴两侧涌泉穴并包扎固定,隔日换药。敷 2 小时以上,至皮肤发红,有烧灼感时拿掉。

【主治】 肺结核,阴虚火旺证。

2. 方药二

【组成】 白芥子。

【用法】 结核穴、风门、肺俞、心俞,每次贴上述穴位中的 3 个,余穴轮流贴敷。贴药 3 小时后除去。每隔 4～5 天贴药 1 次,3 个月为 1 疗程。

【主治】 肺结核空洞。

3. 方药三

【组成】 斑蝥、麝香。

【用法】 斑蝥阴干研末,以酒调制成黄豆大药丸。将药丸内加入麝香少许。使用方法:结核穴、肺俞、膏肓、足三里,贴上述穴位中的 3 个,1～2 小时后除去。5 天贴药 1 次,余穴轮流使用。

3 个月为 1 疗程。

【主治】 肺结核。

【附注】 贴敷中,若出现水泡可挑破,外涂甲紫药水。治疗期间应适当增加营养,若配合中药或抗结核痨药,可提高疗效。

第六节　胃　脘　痛

【概述】

胃脘痛又称胃痛。临床上比较常见的有急、慢性胃炎,胃或十二指肠溃疡及胃神经官能症等,以胃脘部经常疼痛为特征。中医认为,本病的发生,是由于情志抑郁,肝气不舒,或因饮食不节,饥饱失常,过食辛辣、生冷等食物,以致损伤脾胃;或因情志失常,气机逆乱,损伤脾胃。主要症状是胃脘部疼痛,有嗳气吐酸,腹脘闷胀,泛吐清涎,重则呕吐,甚至呕血,大便呈黑色,似酱油样。如果胃脘部疼痛剧烈,应警惕有无大出血、幽门梗阻、急性胃穿孔等并发症发生的可能,应迅速到医院进一步检查治疗。

【治疗】

1. 方药一

【组成】 生姜 90 克,面粉 30 克,鸡蛋清 3 个。

【用法】 先将生姜捣烂,然后与面粉拌匀,再加入鸡蛋清炒热,然后外敷于疼痛处。

【主治】 对寒性胃脘痛有效。

2. 方药二

【组成】 栀子 2 份,延胡索 1 份,桃仁 1 份。

【用法】 将上 3 种药物研成细末,以白酒调成糊状,敷于疼痛处,每天换药 1 次。

【主治】 气滞型胃脘痛。

3. 方药三

【组成】　山栀子 4 份,生姜 1 份。

【用法】　将山栀子和生姜捣碎研烂,再用白酒调成糊状,然后取适量敷于疼痛部位,每天换药 1 次。

【主治】　胃脘痛属火热型者。

4. 方药四

【组成】　青黛、密陀僧各 30 克,雄黄、轻粉各 15 克。

【用法】　将上药共研为粉末,然后用鸡蛋清 2 个调匀,外敷于疼痛处,每天 1 次。

【主治】　胃热作痛。

5. 方药五

【组成】　连须葱头 30 克,生姜 15 克。

【用法】　将上两药捣烂,炒热后用布包好,乘热敷于胃痛部位,每天 1 次。

【主治】　胃脘痛属寒证者。

6. 方药六

【组成】　川乌、草乌各 9 克,白芷、白及各 12 克。

【用法】　研末和面少许,调合成饼,包敷剑突下胃脘部,一昼夜后除去。

【主治】　胃痛。

7. 方药七

【组成】　白芥子、山栀子各 20 克,白芷、甘遂、川乌、草乌、芦荟、杏仁、桃仁、使君子、草决明、皂角、红花各 10 克,细辛、白胡椒各 5 克,冰片 2 克。

【用法】　上药共研细末,密封于干燥处保存。用时取适量,用鲜姜汁调成膏状,摊于方形硬纸上,每块用量小儿约 3～5 克,成人约 5～8 克,贴于穴位,胶布固定。48～72 小时换穴换药,每次选 6～10 个穴位;穴位取中脘,上脘,下脘,神阙,梁门,背部压痛点(多在灵台、至阳穴处),脾俞,胃俞,膈俞,肝俞,内关,足三里,手三里等。

【主治】　胃脘痛。

8. 方药八

【组成】　白芥子、细辛各 4 份,甘遂、延胡索各 1 份。

【用法】　共研细末,用生姜汁调成花生米大,药心放入少许麝香。在胃经、脾经子午流注时辰(7～11 时),用胶布将药贴于穴位。取穴:足三里,天枢,阴陵泉,中脘,上脘,胃俞,脾俞,大肠俞。每次选 6 穴,每次贴 2～3 小时,每周贴药 1 次,10 次为 1 疗程。

第七节　慢性胃炎

【概述】

慢性胃炎是由多种原因引起的胃黏膜慢性炎症性病变,包括浅表性、萎缩性、肥厚性胃炎等,临床以脘腹胀闷、疼痛、恶心呕吐为主要症状。中医学认为本病属于"胃脘痛"、"胃痞"等范畴。多由肝胃不和、脾胃虚寒、胃阴不足、胃络瘀血等所致。

【辨证】

1. 肝胃不和型

症见胃脘胀痛,攻撑连胁,遇情志不遂则加重,嗳气频作,或恶心呕吐等。

2. 脾胃虚寒型

症见胃脘疼痛,遇寒则发,喜暖喜按,形寒肢冷,大便溏薄等。

3. 胃阴不足型

症见胃脘灼热疼痛,喜冷恶热,口干舌燥,食欲不振,大便秘结等。

4. 胃络瘀血型

症见胃脘刺痛,固定不移,日久不愈,痛处拒按等。

【治疗】

1. 方药一

【组成】 射干 10 克,延胡索 10 克,丁香 3 克,鲜生姜适量。

【用法】 先将射干、延胡索、丁香和匀,磨成细粉,再把鲜生姜捣烂取汁,加入药粉调成糊状,敷于痛处,外盖纱布、胶布固定,每日 1 换,7 日为 1 疗程。

【主治】 慢性胃炎属肝胃不和型。

2. 方药二

【组成】 生姜 30 克,面粉 30 克,鸡蛋 3 只。

【用法】 先将生姜捣烂,再加入面粉、鸡蛋清和匀,调成药饼,敷于痛处,外用胶布固定,每日 1 换,7 日为 1 疗程。

【主治】 慢性胃炎属脾胃虚寒型。

3. 方药三

【组成】 青黛 30 克,雄黄 15 克,蜜陀僧 30 克,鸡蛋 2 只。

【用法】 先将青黛、雄黄、蜜陀僧和匀,磨成细粉,再加入鸡蛋清调成药饼,敷于痛处,外用胶布固定,每日 1 换,7 日为 1 疗程。

【主治】 慢性胃炎属胃阴不足型。

4. 方药四

【组成】 大黄 30 克,玄明粉 30 克,香附 30 克,郁金 30 克,滑石 30 克,白芍 15 克,黄芩 15 克,甘草 15 克,生姜适量。

【用法】 先将大黄、玄明粉、香附、郁金、滑石、白芍、黄芩、甘草和匀,磨成细粉,装瓶备用。用时取药粉 30 克,将生姜捣烂取汁,与药粉和匀,调成糊状,敷于痛处,外盖纱布,胶布固定,每日 1 换,7 日为 1 疗程。

【主治】 慢性胃炎胃阴不足型。

5. 方药五

【组成】 乳香 15 克,当归 30 克,延胡索 20 克,没药 15 克,鲜生姜适量。

【用法】　先将乳香、没药、当归、延胡索和匀,磨成细粉,再将鲜生姜捣烂取汁,调入药粉成药饼,敷于上脘、中脘、足三里(双)穴,外用胶布固定,每日1换,7日为1疗程。

【主治】　慢性胃炎属胃络瘀血型。

6. 方药六

【组成】　丁香、肉桂各等份。

【用法】　共研细末,开水调稠膏,敷中脘、阿是穴。

【主治】　慢性胃炎、溃疡之脾胃虚寒证。

第八节　呕　吐

【概述】

呕吐是由于胃失和降,气机上逆所引起。中医认为,有声有物为"呕",有物无声为"吐",有声无物为干呕。因为临床上呕与吐常常同时出现,故一般合称为呕吐。胃主受纳,腐熟水谷,其性主降,若是胃被外邪所伤,或因脏腑病邪干扰,胃失和降,气逆于上,则发生呕吐。临床表现有寒吐、热吐之分。寒吐表现为呕吐清涎,喜热,口不渴,四肢厥冷。热吐表现为呕吐物热臭或酸苦,喜冷饮,口渴,小便短赤。在脾胃虚弱时,由于饮食难化,所以也常有呕吐发作。

【治疗】

1. 方药一

【组成】　活地龙(蚯蚓)数条。

【用法】　将活地龙捣烂如泥,外敷两足底涌泉穴上,并用纱布包扎,约30分钟后可见效。

【主治】　肝气犯胃及胃热引起之呕吐。

2. 方药二

【组成】　陈醋、明矾、面粉各适量。

【用法】　将上药调成糊状,然后用以敷两足底涌泉穴,用布包扎固定,2 小时后除去药物。

【主治】 各种呕吐。

3. 方药三

【组成】 胡椒 10 克,葱白 5 根,章丹适量。

【用法】 将葱白洗净,与胡椒共捣成膏,制成两个药丸,章丹为衣,压成饼状。用时先将患者双足洗净,然后将药饼贴敷于两足底涌泉穴上。每天换药 1 次。

【主治】 各种呕吐,但孕妇忌用。

4. 方药四

【组成】 生姜 12 克,半夏 10 克。

【用法】 将上药共捣烂,入铁锅炒热后贴敷胃脘、脐中。

【主治】 呕吐。

5. 方药五

【组成】 吴茱萸 20 克,姜 12 克,盐 20 克,葱 20 克。

【用法】 将上药共捣烂,外敷脐中、命门穴,然后温灸。

【主治】 呕吐。

6. 方药六

【组成】 藿香 20 克,生姜 12 克,薄荷 12 克,大腹皮 6 克,枳实 6 克。

【用法】 将上药共研细末,用菜油调拌成膏状,贴敷中脘、膻中、丹田(气海)穴。

【主治】 呕吐。

7. 方药七

【组成】 酒炒白芍 9 克,胡椒 1.5 克,葱白 60 克。

【用法】 将上药共捣成膏,贴心窝处。

【主治】 反胃、噎膈、呕吐。

8. 方药八

【组成】 明矾适量。

【用法】　明矾研细末,和米饭做饼,贴两足心,待呕吐止后去药。

【主治】　小儿急性呕吐。

9. 方药九

【组成】　大蒜 5 个,吴茱萸 10 克。

【用法】　大蒜去皮捣烂,吴茱萸研末共拌匀,揉成壹角钱硬币大小的药饼,外敷双足心。每日 1 次。

【主治】　脾胃虚寒型呕吐。

10. 方药十

【组成】　胡椒 10 克,绿茶 3 克,酒曲 2 个,葱白 20 克。

【用法】　共捣成糊状,分贴于中脘、膻中、期门穴。每日 1 次,每次 6～12 小时。

【主治】　肝气犯胃型呕吐。

第九节　胃　下　垂

【概述】

　　胃下垂是指人体站立时,胃的下缘抵达盆腔,胃小弯弧线最低点低于髂嵴连线以下者。多见于体形瘦长的人,生育多的妇女、有消耗性疾病者,腹壁松弛或较薄的人易患此病。轻者没有明显的临床症状,重者可有上腹部不适,胃脘隐痛,腹胀,饭后加重,平卧可减轻,可伴有消化不良、食欲减退、消瘦、乏力、嗳气、恶心、便秘、头晕、低血压、心悸等症状。

【治疗】

1. 方药一

【组成】　蓖麻子仁 10 克,升麻粉 2 克。

【用法】　蓖麻子仁捣烂拌升麻粉,制成直径 2cm 圆饼。先剃去头顶百会穴及周围的头发,并敷贴药饼于该穴,外用胶布固定。再嘱受治者仰卧,放松裤带,用热水袋或其他可熨物熨热药饼。每次 30 分钟,每日 3 次。每块药饼可用 5 天,休息 1 天换新饼,2 次为 1 疗程,共治 3 疗程,检验效果。

【主治】　胃下垂。

2. 方药二

【组成】　蓖麻子 98%,五倍子 2%。

【用法】　选饱满洁白的蓖麻子肉,五倍子刷除内外杂屑研细末,和蓖麻子仁捣烂如泥,制成直径约 1.5cm、厚 1mm 的药饼备用。剃净百会穴上的头发,药饼贴百会穴并固定,1 饼可贴 5 天,每天早、中、晚热熨药饼 10 分钟。一般 1 贴见效,若不效,休息 1 天行第 2 贴。

【主治】　胃下垂。

第十节　泄　　泻

【概述】

泄泻又称腹泻,是指大便次数增多,粪便稀烂,甚至泻物如水样而言。引起泄泻的原因很多,但主要由于脾胃功能障碍所致。因为胃主腐熟水谷,脾主运化精微,如脾胃不和,则水谷不能消化吸收,精华之气不能运化,合污而下,乃致泄泻。发病原因是由于感受外邪,饮食不节,则发生急性泄泻;如果脾胃虚弱,肾阳虚衰,情志失调会引起慢性泄泻。此外,腹部受凉、感冒、中暑等也可发生泄泻。

【辨证】

1. 伤食泻

症见腹部胀痛,痛则欲泻,泻后痛减,粪便酸臭,如臭鸡蛋味,嗳气反酸,或恶心呕吐,舌苔厚腻。

2. 风寒泻

症见肠鸣腹痛,泄泻便稀,多夹泡沫,臭气甚重,或兼有怕冷、发热等症状,舌苔白滑。

3. 湿热泻

症见腹痛泄泻,粪便深黄而臭,或见少许黏液,食欲不振,或兼有发热、恶心、口渴等症状,舌苔黄腻。

4. 脾虚泻

症见食后即泻,反复发作,大便稀溏,色淡不臭,或兼有面色萎黄、神疲倦怠等症状,舌淡苔白。

5. 脾肾阳虚泻

症见食入即泻,久泻不止,粪质清稀,夹有不消化残渣,多兼有怕冷肢寒、面色苍白等症状,舌淡苔白。

【治疗】

1. 方药一

【组成】　芒硝 60～120 克,苍术粉适量。

【用法】　芒硝研细末,装入纱布袋内,敷腹部(以脐为中心),6～12 小时取下,再以苍术粉适量,用唾液或温开水调稠膏,敷肚脐,胶布固定,绷带扎紧。1～2 日换药 1 次。连贴 2～3 次。

【主治】　伤食腹泻。

2. 方药二

【组成】　炮姜 30 克。

【用法】　捣烂贴于脐上,盖过丹田(脐向下长约 2.5 寸、宽 1寸),用布包扎 1～2 小时。

【主治】　寒泻。

3. 方药三

【组成】　大蒜。

【用法】　捣烂贴敷足心或脐中。备注方较多,大蒜用量 1～3枚不等。主治久泻、寒泻。个别用于暴泻急救的用大蒜 30 克,捣碎敷脐中。也有用大蒜不拘多少,捣贴足心或脐中治泄泻。

【主治】　寒泻、久泻。

【附注】　大蒜直接敷贴对皮肤刺激大,不宜久敷,可隔一层薄药棉,灼痛即止,起泡后对症处理即可。

4. 方药四

【组成】　吴茱萸、肉桂、花椒、细辛各等份。

【用法】　上药共研细末,外敷肚脐、两侧涌泉穴,固定,每日1换,天寒或寒象明显则药末加热后外敷。

【主治】　小儿泄泻。

5. 方药五

【组成】　栀子适量。

【用法】　研细末,鸡蛋清或水调成糊状,敷肚脐或两脚心,每隔12小时把药膏取下,加鸡蛋清或水,使之保持一定湿度。连敷3～4天。

【主治】　急性胃肠炎之脾胃湿热型。

6. 方药六

【组成】　绿豆10克,鸡蛋1只。

【用法】　将绿豆磨成细粉,加鸡蛋清调成糊状,敷于囟门上,每日1换,泻止去药。

【主治】　小儿湿热泻。

7. 方药七

【组成】　苦参10克,苍术10克,食醋适量。

【用法】　将苦参、苍术和匀,磨成细粉,加食醋调成糊状,临睡前敷两足心涌泉穴(双),外用纱布包扎固定,清晨揭去。5日为1疗程。

【主治】　湿热泻。

8. 方药八

【组成】　肉桂10克,补骨脂10克,广木香4克。

【用法】　将肉桂、补骨脂、广木香和匀,磨成细粉,加温开水调成糊状,敷于脐部,外用纱布覆盖,胶布固定,每日1换,7日为1疗程。

【主治】　脾肾阳虚泻。

第十一节　慢性非特异性溃疡性结肠炎

【概述】

慢性非特异性溃疡性结肠炎是一种原因不明的慢性结肠炎，病变主要为直肠和乙状结肠的黏膜和黏膜下层溃疡，也可遍及整个结肠。临床以腹泻脓血便，腹痛，里急后重，反复发作为主要症状，发病率以青壮年为高。中医学认为本病属于"泄泻"、"痢疾"等范畴，多由肝脾不和，湿热蕴肠，脾肾阳虚所致。

【辨证】

1. 肝脾不和型

症见腹泻，每于情绪激动或紧张后发生，腹痛即泻，泻后痛减，伴有胸胁胀痛，脘闷纳呆等。

2. 湿热内蕴型

症见腹痛腹泻，便中夹有脓血或黏冻，里急后重，肛门灼热，小便短赤等。

3. 脾胃虚弱型

症见腹痛绵绵，肠鸣腹泻，粪便中夹有不消化食物或黏液，面色不华，肢倦乏力，脘胀纳呆等。

4. 脾肾阳虚型

症见黎明腹泻，肠鸣腹痛，粪便清稀，夹有不消化食物，面色苍白，畏寒肢冷，腰膝酸软等。

【治疗】

1. 方药一

【组成】　香附 30 克，苡仁 30 克，白术 30 克，当归 30 克，茯苓 30 克，防风 18 克，柴胡 18 克，青皮 15 克，橘皮 15 克，白芍 15 克。

【用法】　将青皮、橘皮、白芍、防风、柴胡、苡仁、白术、香附、当归、茯苓等药和匀，磨成细粉，放入锅内，急火炒热，趁热装入布袋内,敷贴于小腹部,外用胶布固定,每日 2～3 次,7 日为 1 疗程。

【主治】　肝脾不和型结肠炎。

2. 方药二

【组成】　干姜 45 克,肉桂 20 克,补骨脂 15 克,吴茱萸 15 克,大葱适量。

【用法】　先将肉桂、干姜、补骨脂、吴茱萸和匀,磨成粗粉,再加入大葱捣烂,装入布袋,置于神阙、关元、气海穴上,外覆以热水袋温熨 30 分钟,每晚临睡前熨贴 1 次,7～10 日为 1 疗程。

【主治】　脾胃虚弱型结肠炎。

第十二节　痢　　疾

【概述】

　　痢疾是以腹痛、里急后重、下痢赤白为主要症状的一种肠道传染病。根据病原体的不同,分为细菌性痢疾和阿米巴痢疾两大类。细菌性痢疾的病原体为痢疾杆菌,阿米巴痢疾的病原体为阿米巴原虫。中医认为,痢疾的病因与外感时邪,饮食内伤,贪食生冷、油腻食物等因素有关。假若病人正气不足,或因治疗不当,导致气机传道不利,气血壅滞,湿热熏蒸,或寒湿凝滞,肠道脂膜受损,血络受伤也可致病。临床表现有湿热痢、疫毒痢、寒湿痢、虚寒痢等不同证型。如果痢疾迁延不愈,正气虚弱,邪气留恋,则可变成"久痢"或"休息痢"。如感受湿热疫毒深重,或正气不能抗邪,病邪深入营血,内陷心包,引起肝风,可发生高热、神昏、惊厥等症状。

【治疗】

1. 方药一

【组成】　吴茱萸 18 克,食醋适量。

【用法】　将吴茱萸研成粉末,用醋调匀似泥糊样,然后取适量药物敷两足底涌泉穴上,纱布包好,2 小时后取下。

【主治】　细菌性痢疾，不思饮食、四肢厥冷者。

2. 方药二

【组成】　大蒜头1个。

【用法】　将大蒜头捣烂，敷贴于两足底涌泉穴上，1小时后取下，每天1次。

【主治】　细菌性痢疾。

第十三节　习惯性便秘

【概述】

习惯性便秘又称为功能性便秘，是大便秘结不通，排便时间延长，或欲大便而艰涩不畅的一种功能性疾病，临床以便秘为主要症状。中医学认为本病属于"脾约"范畴，多由肠胃积热，津血亏损，或阳虚内寒所致。

【辨证】

1. 肠胃积热型

症见大便困难，粪便燥结，口干口臭，身热面赤，腹部胀满等。

2. 津血亏损型

症见大便困难，粪便干结，坚如羊屎，头晕耳鸣，口干舌燥等。

3. 阳虚内寒型

症见大便困难，粪便干结，或粪便稀软，难以排出，神委乏力，畏寒肢冷等。

【治疗】

1. 方药一

【组成】　田螺3只，食盐适量。

【用法】　将田螺捣烂，加入少许食盐，调匀，敷于气海穴，外用胶布固定，每日1换，3日为1疗程。

【主治】　肠胃积热型便秘。

2. 方药二

【组成】　甘遂 3 克,巴豆 1 克,肉桂 1 克,吴茱萸 1 克。

【用法】　实证以甘遂研末,调姜汁敷支沟、天枢穴;虚证以巴豆、肉桂、吴茱萸研末,调姜汁炒热敷足三里、神阙穴。

【主治】　便秘。

3. 方药三

【组成】　朴硝 6 克,皂角 1.5 克。

【用法】　将以上药物研为细末,加少量水调和,敷腹脐部。

【主治】　便秘。

第十四节　腹　　痛

【概述】

腹痛是指胃脘以下、耻骨以上部位发生的疼痛。引起腹痛的原因甚多,包括现代医学的胃肠痉挛,消化不良以及胰、肠等部分疾病出现的腹痛。中医学认为腹痛多由寒邪内凝、湿热壅结、气机郁滞、瘀血内阻、饮食积滞等原因所致。

【辨证】

1. 寒邪内凝型

症见腹中冷痛,得温痛减,遇寒更甚,口不渴,小便清,大便溏薄等。

2. 湿热蕴结型

症见腹痛拒按,胀满不舒,烦渴引饮,多汗,大便秘结,小便短赤等。

3. 气机郁滞型

症见腹痛腹胀,攻窜不定,痛引两肋或小腹,得嗳气或矢气则胀痛见减,逢烦恼则胀痛加剧等。

4. 瘀血内阻型

症见腹部绞痛或刺痛,疼痛剧烈,固定不移,久治不愈等。

5. 饮食积滞型

症见脘腹胀满,疼痛拒按,口黏恶食,嗳噫酸腐,便后痛减等。

【治疗】

1. 方药一

【组成】　胡椒 25 粒,丁香 20 粒,木香 6 克,生姜 6 克,生明矾 15 克,食盐 5 克,醋适量。

【用法】　先将胡椒、丁香、木香、生姜、生明矾、食盐和匀,磨成细粉,再加醋调成糊状,敷于脐中和劳宫穴(双),外盖纱布,胶布固定,每日 1 换,7 日为 1 疗程。

【主治】　寒邪内凝型腹痛。

2. 方药二

【组成】　火硝 10 克,章丹 5 克,枯矾 10 克,白胡椒 5 粒。

【用法】　上药共为细末,以醋调之,握手心按脐上,令其出汗。

【主治】　寒邪内凝型腹痛。

3. 方药三

【组成】　三棱 15 克,莪术 15 克,肉桂 10 克,水仙花子 15 克,红花 15 克,陈艾叶 45 克,木香 10 克,草果 10 克,公丁香 10 克,砂仁 6 克,高良姜 12 克。

【用法】　先将三棱、莪术、肉桂、水仙花子、红花、艾叶、木香、草果、公丁香、砂仁、高良姜和匀,磨成粗粉,取公尺长的白布折成双层,内铺棉花,再将药粉均匀撒在棉花上面,用线缝好,日夜兜在腰腹部,药粉每隔 1 月换 1 次。

【主治】　瘀血内阻型腹痛。

4. 方药四

【组成】　桃仁 10 克,木香 6 克,红花 6 克,元胡 12 克,赤芍 20 克,官桂 6 克,香附 6 克,乌药 6 克,生姜 3 克。

【用法】　上 9 味共研细末,或者上药取汁,搅拌面粉或凡士林等,制成药饼,加热后敷肚脐和两腹、腰部。

【主治】　腹痛。

5. 方药五

【组成】　胡椒 10 克,雄黄 3 克,吴茱萸 12 克,干姜 8 克。

【用法】　上药共为细末,调拌姜汁成膏,外敷腹部两侧。

【主治】　腹痛。

6. 方药六

【组成】　醋、芥末。

【用法】　用醋、芥末略加卤水熬浓,摊厚纸或布上,贴腹痛处,皮肤发赤起泡即去药。

【主治】　小腹痛。

7. 方药七

【组成】　木香、丁香、沉香、香附、小茴香、陈皮、芍药各 12 克,生姜 6 克。

【用法】　将上药共研细末,炒热贴敷痛处,每日 2 次。

【主治】　小儿腹痛。

第十五节　胆　囊　炎

【概述】

胆囊炎是胆囊因阻塞、感染或化学因子作用而发生炎症的一种疾病。是中老年常见病之一。急性胆囊炎可见右季肋部和上腹部持续剧烈疼痛,有时疼痛可放射至右肩胛区,常伴恶心呕吐、发热等症。慢性胆囊炎可见胆囊区轻度触痛,消化不良、胃部饱胀、嗳气等。

【治疗】

1. 方药一

【组成】　山栀 10 克,生军 10 克,芒硝 10 克,冰片 1 克,乳香 3 克。

【用法】　上药共为细粉,为 1 次量。用时加蓖麻油 30ml,
75%酒精 10ml,蜂蜜适量,调成糊状,敷于胆囊区,每日 1 次,保留
8～12 小时。

【主治】　急性胆囊炎。

2. 方药二

【组成】　大水青蛙 1 只,雄黄 30 克,轻粉、冰片各 2 克。

【用法】　上药共捣如糊状(如太干,可加适量冷水),敷贴压痛
明显处,用胶布固定,早晚各 1 次,直至体征消失为止。

【主治】　急腹症(急性胆囊炎、急性阑尾炎、急性胰腺炎)。

3. 方药三

【组成】　大黄 3 份,白芷 2 份,元胡 1 份。

【用法】　上药研细末,每次取 20～30 克,加面粉 5 克、温水调
成糊状,摊于 10cm×15cm 两层纱布上,贴于日月、外丘穴,药干后
用温水浸湿再贴。每日换 1 次。

【主治】　慢性胆囊炎急性发作。

第十六节　胆　石　症

【概述】

　　胆石症指由结石引起的胆道疾病,包括胆囊结石症、胆总管结
石症和肝内胆管结石症。急性发作期可出现右上腹或中上腹剧烈
疼痛,可放射到右肩背部或右腰,常伴有恶心、呕吐,随后可出现寒
战、发热、黄疸,腹肌紧张,有压痛。

【治疗】

1. 方药一

【组成】　金钱草、白芷、青皮、虎杖各 30 克,郁金、乳香、血竭
各 20 克,大黄、元明粉各 60 克,薄荷冰 10 克。气滞型加木香 30
克,湿热型加栀子 30 克。

【用法】　诸药研细末,用时取药粉约 60 克,蜂蜜适量调成膏,摊于 10cm×10cm 及 4cm×4cm 不吸水棉纸上,将胆囊投影区皮肤和神阙穴用生理盐水洗净,贴本品,覆盖塑料膜,胶布固定。每日 1 次,15 日为 1 疗程。

【主治】　胆石症。

2. 方药二

【组成】　白芷 10 克,花椒 15 克,苦楝子 50 克,葱白、韭菜兜各 20 克,白醋 50 克。

【用法】　将白芷、花椒研成细末,再将苦楝子、葱白、韭菜兜捣烂如泥,后用白醋把上述药物和匀调成糊膏状。用时取药膏适量,贴敷于中脘穴周围处,外用透明薄膜覆盖,然后用胶布加固,用腹带更好。24 小时换贴 1 次,可连贴 2～4 次。

【主治】　胆石症,胆囊炎。

3. 方药三

【组成】　大黄、金钱草各 60 克,栀子、黄芩、茵陈、郁金各 40克,青皮、枳实、乌梅各 30 克,鲜牛胆 1 个,食醋适量。

【用法】　将前 9 味药研为细末,加入 1 个鲜牛胆之胆汁及食醋适量调成稠膏,压成直径约 2cm、重约 2 克的药饼备用。治疗时将本品敷贴于丘墟、阳陵泉、太冲、期门、日月、肝俞、胆俞(两侧穴位交替使用),胶布固定。每日 1 次,14 次为 1 疗程。

【主治】　胆石症。

【附注】　配合脂肪餐及胆囊按摩。

4. 方药四

【组成】　金钱草 500 克,生大黄、玄明粉各 600 克,槟榔、炮山甲、威灵仙各 250 克,郁金、白芷、木香、虎杖各 300 克,枳壳、陈皮各 200 克,薄荷冰 50 克,麝香少许。

【用法】　将上药粉碎后过 200 目筛,拌和调匀,装罐备用;用时取药粉 20 克用蜂蜜适量调成膏状摊在塑料薄膜上,贴于右日月穴,用布带固定,7～14 天换药 1 次,2 周为 1 疗程。

【主治】 胆石症。

第十七节　病毒性肝炎

【概述】

病毒性肝炎是由多种肝炎病毒引起的传染病。以食欲减退,恶心,厌油腻,乏力,上腹部不适,肝区疼痛,肝脏肿大,黄疸及肝功能异常等为主要症状。根据病原学可分为甲型、乙型、丙型、丁型和戊型,按临床又可分为急性、慢性、重型和淤胆型肝炎。中医学认为本病属于"黄疸"、"胁痛"、"瘟黄"、"湿阻"等范畴,多由湿热蕴结、气滞热结、脾虚湿困、肝阴亏损等所致。

【辨证】

1. 湿热蕴结型

症见右胁疼痛,脘腹胀满,恶心呕吐,身热口苦,小便黄赤,或面目周身俱黄等。

2. 气滞热结型

症见胁肋胀痛,脘痞腹胀,嗳气纳呆,发热口渴,大便秘结等。

3. 脾虚湿困型

症见右胁疼痛,脘闷腹胀,纳差便溏,肢体困倦,大便溏薄等。

4. 肝阴亏损型

症见胁肋隐痛,头晕耳鸣,心烦少寐,口干唇燥,手足心热等。

【治疗】

1. 方药一

【组成】 鲜毛茛 10 克。

【用法】 将鲜毛茛茎根洗净,捣成糊状,敷于列缺穴或内关穴,外用纱布包扎,6～8 小时后,出现皮肤发红、局部灼痛时,将敷药去掉,再用消毒纱布包扎,24 小时后揭开。若局部起水泡,则用针刺破水泡,并消毒包扎,7～10 日用药 1 次。

【主治】　病毒性肝炎属湿热蕴结型。

【附注】　本方退黄效果明显,主要用于急性黄疸型肝炎。

2. 方药二

【组成】　青黛 8 克,甜瓜秧 4 克,冰片 2 克,独头蒜 4 瓣。

【用法】　先将青黛、甜瓜秧、冰片和匀,磨成细粉,再将独头蒜捣烂,与药粉拌匀,敷于臂臑穴,纱布固定 24 小时,当皮肤出现水泡,常规消毒后用注射器吸出液体,涂上甲紫,再予消毒纱布包扎。2～3 周敷药 1 次,左右穴位交替,连续 3 次为 1 疗程。

【主治】　病毒性肝炎属脾虚湿困型。

3. 方药三

【组成】　姜黄 250 克,蒲黄 250 克,滑石 125 克,山栀 420 克,20％酒精适量。

【用法】　先将姜黄、蒲黄、滑石、山栀和匀,磨成细粉,再加酒精调成糊状,敷于肝区,约 0.5cm 厚,外盖纱布,胶布固定,再加上热水袋热熨半小时,每日熨 1 次,每 2 日换药 1 次,20 次为 1 疗程。

【主治】　病毒性肝炎属脾虚湿困型。

4. 方药四

【组成】　柴胡 20 克,茯苓 20 克,白术 30 克,当归 15 克,白芍 12 克,黄芩 10 克,甘草 6 克,薄荷 3 克,黄酒适量。

【用法】　先将当归、白芍、柴胡、茯苓、白术、黄芩、甘草、薄荷和匀,再加入黄酒调匀,放入锅内炒热,即装入纱布装内,敷于肝区,每日 2 次,14 日为 1 疗程。

【主治】　病毒性肝炎属脾虚湿困型。

5. 方药五

【组成】　青黛、猪苓、川芎各 100 克,血竭 30 克,人工牛黄 10 克。

【用法】　上药共碾成粉末(过 120 目筛)备用。用镇江白醋、

蜂蜜各等份拌和,涂于直径 1cm 的圆形塑料薄膜上,药糊 1mm
厚,敷贴双肝俞、右期门、章门穴,外用胶布固定,24 小时更换 1
次,10 天为 1 疗程。

【主治】　慢性乙型肝炎。

第十八节　肝　硬　化

【概述】

　　肝硬化是肝脏结构进行性破坏、肝细胞坏死后,纤维组织取代
了大部分的肝组织,肝脏缩小变硬而成。肝硬化是由酒精、化学物
质(药物)或肝炎病毒引起,在慢性肝炎的基础上逐渐发展形成的。
肝功能代偿期症状较轻,常缺乏特异性,以疲倦乏力、食欲减退及
消化不良为主。可有恶心、厌油、腹部胀气、上腹不适、隐痛及腹
泻,消瘦乏力,精神不振,重症者衰弱而卧床不起。皮肤干枯粗糙,
面色灰暗黝黑。常有贫血、舌炎、口角炎、夜盲、多发性神经炎及浮
肿,消化道出血及贫血等。

【治疗】

1. 方药一

【组成】　阿魏 9 克,薄荷油适量。

【用法】　阿魏研细末,加入薄荷油,摊布上贴右胁痛处固定。
连贴数日。

【主治】　肝硬化。

2. 方药二

【组成】　皮硝 30 克,独蒜头 1 个,川大黄 3 克。

【用法】　共捣研做饼,贴患处,每日 1 换,以消为度。

【主治】　腹中痞块。

3. 方药三

【组成】　甘草、甘遂各 15 克,鲜姜(每用 9 克)。

【用法】　上药前 2 味研为细末,分 8 等份。每次用时先捣鲜姜 9 克如糊,入二甘粉 1 份调匀,分置 2 块 5cm×5cm 的胶布上,敷于患者两侧曲泉穴。用药 4 小时内病人尿量增多,12 小时达高峰。于 24 小时换药,可连续 3 次。然后间隔 3～5 天再敷。局部常有色素减退。一般无水泡、溃疡发生。

【主治】　肝硬化腹水。

第十九节　黄　　疸

【概述】

黄疸是以身目黄染为主要表现的病证。常因外感湿热疫毒,内伤酒食不节,或有胁痛、癥积等病史。

【治疗】

1. 方药一

【组成】　老虎脚迹草。

【用法】　新鲜老虎脚迹草洗净略干,打烂如浆糊。取药浆连渣少许放于蛤壳内,合蛤壳放臂膊大肉内侧,用带束好。病轻者用岘蛤壳装,重者用蛤壳,起泡用消毒针挑破,届时黄水自流甚多,但敷药处有腐状,可涂红汞,用消毒药棉保护。

【主治】　黄疸。

【附注】　本药一名老虎脚底板草和老虎脚爪草,也称猫脚底板草。外敷穴位有:内关、列缺、合谷、脐下、背项第三椎下,可并用,连续用 1～2 处。

2. 方药二

【组成】　茵陈 30 克,生姜 2 片。

【用法】　上药同捣烂,敷于胸前。24 小时换取。

【主治】　黄疸。

3. 方药三

【组成】　鲜野芹菜(即石龙芮)。

【用法】　将野芹菜杵烂,取少许贴手腕动脉内侧,如拇指甲大,次晨起泡微痛,把水泡挑破,待黄水流干,涂以红汞,外用消毒纱布盖覆。

【主治】　黄疸。

第二十节　积　　聚

【概述】

积聚是指腹腔内结块,或痛或胀的一种病证。中医把积聚分为积证和聚证两种。所谓积证是指结块有形,固定不移,痛有定处;聚是结块或聚或散,多为无形,痛无定处。由于两者相互影响,而且病因相同,所以中医常把癥瘕、痞癖、痞块等病证,以及现代医学的腹腔内肿瘤,一起归入此证范畴。中医认为,积聚的发生,多因情志抑郁,饮食所伤,寒邪外袭以及病后体虚,或黄疸、疟疾等经久不愈,以致肝脾受损,脏腑失和,气机阻滞,瘀血内停,或兼痰湿凝滞而成。

【治疗】

1. 方药一

【组成】　阿魏5克,芒硝9克,麝香1.5克。

【用法】　将上药共研为粉末,和葱白共捣烂为饼,然后将药饼直接敷于肿块上,上面再覆盖青皮,并用热熨斗熨之,每天1次,7～10次为1疗程。

【主治】　积聚痞块。

2. 方药二

【组成】　水红花(即红蓼花)、蒜头、朴硝各25克。

【用法】　将前两味药洗净,与朴硝共捣烂如泥,敷贴于患处,不拘时间,干则换之,连敷 5～7 天为 1 疗程。

【主治】　腹中痞块。

3. 方药三

【组成】　生姜 30 克,大葱 1 握,大蒜 6 个,牙皂皮 18 克。

【用法】　共捣如泥,摊布上,贴痞块处,每日 1 换。

【主治】　腹中痞块。

第二十一节　腰　　痛

【概述】

腰痛是指腰部的一侧或两侧的局部疼痛,由腰痛而引及小腹、股胯、尾部及其他部位的疼痛,亦属腰痛范畴。现代医学的肾炎、肾盂肾炎、肾结石、肾结核、肾下垂、肾积水以及风湿性脊柱炎、腰肌劳损、腰椎骨质增生、脊髓空洞症等均可出现腰痛。

【治疗】

1. 方药一

【组成】　辣椒叶适量,酒少许。

【用法】　辣椒叶洗净,捣烂,炒热,将酒频频洒上,乘热敷患处,以布条束固定。

【主治】　腰酸痛。

2. 方药二

【组成】　棉花子、石菖蒲各 1 撮,酒适量。

【用法】　前 2 味捣烂,炒热,以酒洒上,趁热敷痛处,以绷带束。

【主治】　腰酸痛。

3. 方药三

【组成】　鲜丝瓜子 60 克。

【用法】　上药捣烂,敷命门,外盖纱布,胶布固定,每日 1 换;

或用干丝瓜子研末,醋调成稠膏敷。

【主治】　湿热腰痛证。

4. 方药四

【组成】　韭菜根、醋。

【用法】　韭菜根洗净、捣烂,和醋敷痛处。

【主治】　腰酸痛。

5. 方药五

【组成】　骨碎补 50 克,杜仲 20 克,鸡血藤 50 克,威灵仙 20 克,当归 20 克,红花 20 克,白芷 20 克。

【用法】　上药共研细末,用酒调敷患处,外盖纱布热敷,每日 1 次,每次 2 小时。

【主治】　慢性腰痛。

6. 方药六

【组成】　干姜 50 克,苍术 10 克,当归 15 克。

【用法】　上药研末,用 95％酒精调糊状,敷于疼痛最显处,用敷料纱布固定。再用装 2 只 60～100 瓦白炽灯泡的烤箱外烤,灯泡距敷料 2～3 寸,每日 1 次,每次 20～40 分钟。

【主治】　寒湿腰痛症。

第二十二节　尿　潴　留

【概述】

尿潴留指排尿困难,点滴而下,甚至闭塞不通。中医把小便量少,点滴而出,病势较缓者称"癃";小便闭塞,点滴不通,病势较急者称"闭"。癃为闭之缓,闭为癃之甚,一般合称"癃闭"。尿潴留的病因,急性者多由于腰麻或分娩后引起。慢性者,老年男性则多见于前列腺肥大;中、青年多因尿路结石、尿道狭窄引起。中医认为,由于湿热蕴结,肾气不足,命门火衰,精血亏损,使膀胱开闭不利,以致发生本证。本证的主要症状是患者有强烈的尿意,欲排不能,膀胱区胀痛难忍,如为结石引起,常常导致强烈的肾绞痛,尿中有血,患者辗转不安。

【治疗】

1. 方药一

【组成】　水飞滑石 500 克。

【用法】　将上药用温水调匀,涂敷于小腹及围绕阴道周围,热即易之,连敷 5～7 次,每天 1～2 次。

【主治】　各种原因引起的尿潴留。

2. 方药二

【组成】　小茴香 6 克,葱头 15 克。

【用法】　上药共捣,敷小腹 1 小时。

【主治】　小便不通,少腹胀急。

3. 方药三

【组成】　水仙头 1 个,蓖麻子 30 粒(去壳)。

【用法】　上药共捣烂贴足掌心(涌泉穴),一夜换贴 1 次。

【主治】　小便不通,少腹胀急。

4. 方药四

【组成】　带须葱 60 克,食盐 15 克。

【用法】　上药捣烂炒热,敷脐下。

【主治】　小便不利。

5. 方药五

【组成】　田螺 3 个,青盐 9 克。

【用法】　将田螺捣烂后,加清盐,捣揉成膏,贴脐下 4.3cm 处。每日 1～2 换。

【主治】　大小便不通。

6. 方药六

【组成】　白芍 10 克,白术 12 克,白矾 3 克。

【用法】　上药研末,调拌葱汁,外敷关元、涌泉穴。

【主治】　尿潴留。

7. 方药七

【组成】　芒硝3克。

【用法】　上药研末,贴在水分穴。3小时后小便即通。

【主治】　产后尿潴留。

8. 方药八

【组成】　蓖麻子50粒,大蒜3～5瓣。

【用法】　上药共捣烂,敷于病人双侧涌泉穴上,外盖纱布,然后用胶布固定。每日换药1次,至排尿为止。

【主治】　产后尿潴留。

第二十三节　急慢性肾炎

【概述】

　　急性肾炎全称为急性肾小球肾炎,大多数发生在感染之后,尤其是溶血性链球菌感染之后,通过免疫机制引起肾小球炎症改变。该病起病急,病程短,可发于任何年龄,但以儿童多见。慢性肾炎全称为慢性肾小球肾炎,是由多种原因引起的肾小球病变,大多起病缓慢、隐匿,病程较长,迁延不愈,有不同程度的蛋白尿、血尿和管型尿。急性肾炎起病急,主要表现为血尿、少尿、水肿、高血压,常伴有食欲不振、乏力,儿童发病还可伴有头痛、恶心、呕吐、心悸、气短等症状。慢性肾炎临床常见的症状为蛋白尿、血尿、水肿、高血压,常伴有乏力、食欲不振、头晕、腰部酸痛、面色苍白等症状,有时可出现恶心、呕吐、贫血、肾功能不全。

【辨证】

1. 风水泛滥型

　　症见眼睑浮肿,延及周身,尤以头面为甚,尿少,常伴有恶寒发热,关节酸痛等。

2. 水湿浸渍型

症见肢体浮肿,小便短少,身体困重,神委乏力,胸闷纳呆,恶心欲吐等。

3. 脾虚湿困型

症见面浮肢肿,日久不退,面色不华,神疲乏力,纳呆恶心,大便溏薄等。

4. 肾虚水泛型

症见全身水肿,甚至胸水或腹水,腹胀尿少,纳呆,恶心呕吐,面浮神委,腰酸乏力,形寒肢冷等。

【治疗】

1. 方药一

【组成】　紫皮独头大蒜1个,蓖麻籽60～70粒。

【用法】　上2味去皮壳捣成糊状,分成两份,纱布包,于晚上敷两脚心(涌泉穴),外用玻璃纸覆盖并绷带扎好,次晨去掉,连敷7夜为1疗程。如未愈,停3天,再用上法敷7天。

【主治】　肾炎水泛证,湿热蕴结证等。

2. 方药二

【组成】　大戟、甘遂、生苡仁、樟脑各10克,芫花、泽泻、地龙、大黄、槟榔各20克,土鳖虫、椒目、川乌各15克,巴豆霜1克。

【用法】　上药共为粗末,樟脑后放并以陈醋调分装入布袋内,再以蒸锅蒸10分钟,待稍凉后敷于肾区,每日3次,每次2～3小时为宜,每日1剂。

【主治】　慢性肾炎。

3. 方药三

【组成】　白芥子6克,白酒适量。

【用法】　先将白芥子磨成细粉,再加白酒调成糊状,敷于小腹部,外盖纱布,胶布固定,每日1换,7日为1疗程。

【主治】　水湿浸渍型肾炎。

【附注】　若敷药处皮肤起泡,则应将药物除去,暂缓治疗。

第二十四节　泌尿系结石

【概述】

泌尿系结石可分为上尿路结石和下尿路结石。上尿路结石位于肾内和输尿管内,下尿路结石位于膀胱内和尿道内。发病率男性高于女性,男女之比约为 3∶1。肾结石绞痛发作多自腰部沿大腿内侧向下放射,输尿管结石绞痛多在下腹部,向肛门周围放射,并可伴有恶心、呕吐、痛后血尿、活动加重;膀胱结石可出现排尿中断;尿道结石多见于男性,表现为尿道疼痛、尿流不畅,有时成滴排尿。本病属中医的淋证范畴。

【治疗】

1. 方药一

【组成】　生葱白 3～5 茎,食盐少许。

【用法】　上药共捣烂如膏,取药膏如枣核大数块,放在胶布上分贴神阙、小肠俞、膀胱俞穴。每张 1 块,每穴 1 张,每日 1 换。

【主治】　石淋。

2. 方药二

【组成】　虎杖根 100 克,乳香 15 克,琥珀 10 克,麝香 1 克。

【用法】　以鲜虎杖根和诸药混合,捣融如膏(如无鲜品可取干的粉碎为末,过筛,用葱白和诸药捣融如膏用。用时取药膏如枣大一块,放于胶布中间,贴敷神阙、膀胱俞、肾俞。一穴一张,每日换药 1 次。

【主治】　泌尿系结石(适合于泥沙样结石)。

第二十五节　头　　痛

【概述】

头痛是内科临床常见的一种症状,可出现于多种急慢性疾病之中。中医分外感与内伤两类。因为头为"诸阳之会","清阳之府",又为髓海所在,由于五脏六腑之精气,皆上注于头,故六淫之邪外袭,上犯巅顶,邪气稽留,邪犯清阳,或七情内伤,均可引起头痛。

外感风寒头痛症见头痛恶寒,鼻塞流涕;

风热头痛症见头痛恶风,口渴咽痛;

风湿头痛症见头痛而重,恶风,胸闷困倦;

内伤肾虚头痛症见头痛且晕,两膝无力,或有遗精;

肝旺头痛则每遇思虑劳累或暴怒之后即易发作;

痰厥头痛则见头痛眩晕,胸膈支满、呕吐痰涎;

气血不足头痛见头晕、目眩、乏力、面色㿠白。

【治疗】

1. 方药一

【组成】　白附子3克,川芎3克,葱白15克。

【用法】　先将葱白捣成泥状,再把白附子、川芎研成细末,与葱白泥调匀,摊于纸上,然后敷贴于头部两太阳穴上,1小时后痛即可止。

【主治】　风寒头痛。

2. 方药二

【组成】　生姜1块。

【用法】　将生姜放入火中煨热,切成4片,分别敷贴于两侧前额及太阳穴上,以手帕束之。

【主治】　风寒头痛。

3. 方药三

【组成】 川芎、白芷各 3 克,大葱 15 克。

【用法】 上前 2 味研细末和大葱捣如泥,敷太阳穴。

【主治】 风寒头痛。

4. 方药四

【组成】 栀子、生石膏各等份。

【用法】 上药共研为细末,用茶水调匀,涂敷两侧太阳穴。

【主治】 风热型头痛。

5. 方药五

【组成】 晚蚕沙 120 克。

【用法】 上药调盐水或调酒炒热,布包烫头部,或敷患处。

【主治】 风热头痛。

6. 方药六

【组成】 决明子 30 克。

【用法】 上药炒热研末,凉开水调和,敷两侧太阳穴。

【主治】 风热头痛。

7. 方药七

【组成】 蚕沙 15 克,生石膏 30 克。

【用法】 上药共研末,用醋调匀或蛋白调敷前额。

【主治】 风热头痛。

8. 方药八

【组成】 晚蚕沙 300 克,米双酒适量。

【用法】 将晚蚕沙与米双酒调匀,炒热用布包好,趁热熨头部,冷则重炒热再熨,每天 1～2 次,每次 15～20 分钟,连续熨 3～5 天。

【主治】 热症头痛、风湿头痛。

9. 方药九

【组成】 生大黄 50 克,土鳖虫 5 个。

【用法】　前 1 味研末,后 1 味捣烂,合童便调匀,外敷患侧头部(患侧头发剃去),连用 5 天。

【主治】　血瘀型头痛。

10. 方药十

【组成】　韭菜子 6 克。

【用法】　研细末,温开水调成稠膏,敷太阳穴,外以胶布固定。

【主治】　肾虚头痛。

11. 方药十一

【组成】　全蝎 1 个,蝼蛄 1 个,五倍子 9 克。

【用法】　将蝼蛄用火煅成炭,和全蝎、五倍子共研细末,以醋调作饼烤热,敷痛处。

【主治】　肝阳头痛。

12. 方药十二

【组成】　草决明、石决明各等份。

【用法】　将草决明炒黄后,共研为细末,用开水调成稠膏,敷两太阳穴和囟会。

【主治】　肝阳头痛。

13. 方药十三

【组成】　全蝎 21 个,地龙 6 条,五倍子 15 克,生南星 30 克,生半夏 30 克,白附子 30 克,木香 9 克。

【用法】　上药为细末,加 1/2 面粉,用酒调成饼,摊布上贴太阳穴,纱布包扎固定。

【主治】　偏、正头痛,三叉神经痛,痛不可忍。

14. 方药十四

【组成】　川乌头、天南星各等份,葱汁少许。

【用法】　将前两味药共焙干研末,入葱汁调匀,敷贴于太阳穴上,每天 2~3 次,连敷 3~5 天。

【主治】　头风痛。

15. 方药十五

【组成】 麻黄、栀子。

【用法】 上药为末,用冷饭少许和药包太阳穴。

【主治】 头风痛。

16. 方药十六

【组成】 栀子、草乌各等份。

【用法】 上药为末,葱汁调敷太阳穴。

【主治】 头风痛。

17. 方药十七

【组成】 黄烟叶 30 克。

【用法】 上药用热水煮透,趁热敷。敷时将烟叶放开,敷在头部及两太阳穴处。勿使烟水流入眼内。

【主治】 头痛。

18. 方药十八

【组成】 草决明(炒)60 克。

【用法】 上药研末,茶调敷两太阳穴,干则换。

【主治】 头痛。

19. 方药十九

【组成】 生姜、雄黄末少许。

【用法】 将生姜切成片,把雄黄细末撒在姜片上,两片相合,外裹纸蘸湿,放在灶火内煨热,取出去纸,分贴两太阳穴。

【主治】 头痛。

20. 方药二十

【组成】 白芷、木香各 6 克,乳香、红花、冰片、樟脑各 30 克。

【用法】 将上药捣碎研成粉末,用蓖麻油调成软膏放罐内备用。在疼痛区找明显压痛点,在压痛点部位先按摩 3～4 分钟,然后外敷药膏,用胶布贴好,隔日 1 次。

【主治】 头痛。

21. 方药二十一

【组成】 川芎 15 克,炙甘草 75 克,柴胡 50 克,黄连 50 克,羌活 30 克,黄芩 15 克,荆芥 15 克,薄荷 10 克,蜈蚣 2 条,全蝎 1 条,僵蚕 10 克,地龙 15 克,白芷 15 克,细辛 10 克,天麻 20 克,苏木 25 克,赤芍 30 克。

【用法】 以上诸药共研细末,过 100 目筛,蜂蜜炼为膏剂备用。同时用茶水调和,捏作小药饼,针刺后贴敷于两太阳穴及印堂穴,纱布覆盖,胶布固定,每日 1 次,外敷时有虫爬及热感。7 天为 1 疗程。

【主治】 神经性头痛。

第二十六节 偏 头 痛

【概述】

偏头痛是由于脑血管功能紊乱所引起的一种剧烈性头痛。多见于女性,常在青春期起病,呈周期性发作,其中部分患者与月经周期有密切关系。发作前,患者先有嗜睡、倦怠、忧郁感,可能在眼前出现闪光、暗点,有时还可出现面唇和肢体麻木、失语等。这些先兆症状出现后约 20～30 分钟就出现剧烈的一侧头痛,可持续数小时或数日,以后逐渐减轻,常在入睡后完全缓解。中医认为,本病属于"头痛"、"肝风"等范畴,多因痰湿中阻,或风邪上窜,清阳被扰所致。

【辨证】

1. 痰浊阻滞型

症见一侧或双侧头痛,连及目眶,头重如裹。时发时止,缠绵不已,伴胸脘痞闷,呕吐痰涎等。

2. 肝郁动风型

症见一侧头痛,左右不一,或牵引眉棱骨,多呈胀痛,反复不已,每与情绪波动有关,伴有胸胁胀痛,泛吐苦水等。

3. 脉络瘀阻型

症见单侧头痛,固定不移,或跳痛,或钻痛,或钝痛,或刺痛,其痛多剧,伴有面色晦滞,唇舌紫暗等。

【治疗】

1. 方药一

【组成】　生乌头 10 克,生南星 10 克,生白附子 10 克,连须葱白 7 只,鲜生姜 15 克。

【用法】　先将生乌头、生南星、生白附子磨成粗粉,再加入葱白、生姜和匀,捣烂如泥,装入纱布袋内,隔水蒸热,敷在痛处,每日 3 次,7 日为 1 疗程。

【主治】　痰浊阻滞型偏头痛。

2. 方药二

【组成】　生川乌 6 克,生草乌 6 克,生石膏 12 克,薄荷 1 克,细辛 1 克,胡椒 1 克,白酒适量。

【用法】　先将川乌、草乌、薄荷、细辛、生石膏、胡椒和匀,磨成粗粉,再加入白酒调为糊状,敷于两侧太阳穴,外用胶布固定,每日 1 换,7 日为 1 疗程。

【主治】　痰浊阻滞型偏头痛。

3. 方药三

【组成】　草决明 60 克,石决明 10 克,浓茶水适量。

【用法】　将草决明、石决明和匀,磨成细粉,加入浓茶水调成糊状,敷于两侧太阳穴,外用胶布固定,每日 2 次,7 日为 1 疗程。

【主治】　肝郁动风型偏头痛。

4. 方药四

【组成】　全蝎 21 个,地龙 6 条,蟾蜍 3 个,五倍子 15 克,生南星 30 克,生半夏 30 克,白附子 30 克,木香 9 克,面粉、白酒各适量。

【用法】　先将全蝎、地龙、蟾蜍、五倍子、生南星、生半夏、白附子、木香和匀，磨成细粉，加入面粉、白酒调成药饼，敷贴于两侧太阳穴，外用胶布固定，每日1换，7日为1疗程。

【主治】　脉络瘀阻型偏头痛。

5. 方药五

【组成】　白附子3克，葱头15克。

【用法】　将上药捣烂如糊状，然后贴敷于疼痛侧太阳穴上，外面盖以白胶布固定。

【主治】　偏头痛。

6. 方药六

【组成】　嫩柏树果50克，食盐100克。

【用法】　将上药共捣烂，放入锅内炒热，乘热敷于患者痛侧头部，每天2～3次，连敷5～7天。

【主治】　偏头痛。

7. 方药七

【组成】　以缸砂(未漂的人中白)1匙，童尿浸过的石膏(捣烂成粉末)少许。

【用法】　将上药拌匀，摊于长纱布上包头(自前额包到后脑)，使药粉经纱布孔隙与皮肤接触，再用纱布或绷带固定，每天敷1次。

【主治】　流行性脑脊髓膜炎引起的偏头痛。

8. 方药八

【组成】　白芷10克，细辛3克，面粉6克。

【用法】　将前两味药研粉，加入面粉拌匀，炒热成饼，乘热敷于患者痛处，每天换药2～3次。

【主治】　偏头痛。

9. 方药九

【组成】　谷精草30克。

【用法】　上药研末，加白面15克，调匀摊在皮纸上，贴痛处。

【主治】　偏头痛。

10. 方药十

【组成】　白芷 9 克。

【用法】　上药研末和米粉 6 克,炒熟,作饼,趁热贴患处,用布扎,每日 3 次。

【又方】　加细辛 3 克共研,作饼贴患处。

【主治】　偏头痛。

11. 方药十一

【组成】　鲜威灵根一把。

【用法】　将威灵仙根洗净,抽筋打烂,以糖拌,敷患处。

【主治】　偏头痛。

12. 方药十二

【组成】　芥子末 30 克。

【用法】　以芥子末和泥,摊布上贴患处。

【主治】　偏头痛。

【附注】　本方有刺激皮肤发泡作用,用时要应观察处理。

第二十七节　三叉神经痛

【概述】

　　本病是指面部三叉神经分布区内发生的阵发性、烧灼样剧烈疼痛。可发生于任何一支神经的分布区域,常因洗脸、吃饭、刷牙、刮脸等而发作。发作时间数秒或数分钟不等,一天可发作数次。中医认为本病可由风热外袭,经络气血阻滞不通,或肝、胃实热上冲,以及阴虚阳亢,虚火上炎所致。

【治疗】

1. 方药一

【组成】　地龙 5 条,全蝎 20 个,路路通 10 克,生南星、生半夏、白附子各 50 克,细辛 5 克。

【用法】 上药共为细末,加一半面粉,用酒调成饼并摊贴于太阳穴,敷料固定,每日换药 1 次。

【主治】 三叉神经痛。

2. 方药二

【组成】 蜈蚣 1 条,地龙 10 克,蟪蛄 10 克,五倍子 10 克,生南星 15 克,生半夏 10 克,白附子 10 克,木香 10 克。

【用法】 将以上药物共研成细末,每次取适量用醋调成饼状,敷于患侧太阳穴上,用纱布覆盖,胶布固定。每日换药 1 次。

【主治】 三叉神经痛。

第二十八节 失 眠

【概述】

失眠是指初睡不能入寐,或稍睡即醒,或彻夜不得眠,以经常不能获得正常睡眠为特征的病证。中医学认为本病属于"不寐"、"不得眠"、"目不瞑"、"不得卧"等范畴,多由心、肝、胆、脾、肾失调及阴虚火旺、痰热内扰等所致。

【辨证】

1. 阴虚火旺型

症见心烦失眠,入睡困难,手足心热,咽干口渴,口舌糜烂等。

2. 心肾不交型

症见心烦失眠,头晕耳鸣,夜间盗汗,神委乏力,腰膝酸软等。

3. 心虚胆怯型

症见虚烦不得眠,入睡后又易惊醒,终日惕惕,胆怯恐惧,心神不安等。

4. 痰热内扰型

症见心烦失眠,口苦目眩,头昏胸闷,恶心嗳气,食欲不振等。

【治疗】

1. 方药一

【组成】　黄连 15 克,阿胶 9 克,黄芩 9 克,白芍 9 克,鸡蛋黄 1 只,黄酒适量。

【用法】　先将阿胶放入黄酒内浸泡烊化备用,再将黄连、黄芩、白芍放入锅内,加水适量,煎煮 20 分钟,去渣取汁,再加入烊化的阿胶和鸡蛋黄,调成糊状,于临睡前敷贴胸部,每日 1 换,7 日为 1 疗程。

【主治】　阴虚火旺型失眠。

2. 方药二

【组成】　朱砂 6 克,醋适量。

【用法】　将朱砂磨成细粉,加醋调成糊状,敷于一侧涌泉穴,外盖纱布,胶布固定,于临睡前敷贴,次晨揭去,7 日为 1 疗程。

【主治】　心肾不交型失眠。

3. 方药三

【组成】　朱砂 3～5 克。

【用法】　用干净布一块,涂浆糊少许,将朱砂细末均匀黏附于上,然后敷涌泉穴,胶布固定,用药前先以热水把脚洗净,睡前贴敷。

【主治】　不寐。

第二十九节　高　血　压

【概述】

高血压是指动脉血压增高而言。正常人血压随年龄增长而略有变化,而且有一定的波动范围,收缩压(俗称高压)超过 18.7kPa(140mmHg),舒张压超过 12kPa(90mmHg),即为高血压。高血压有原发性和继发性之分。前者发病原因尚不明确,一般认为与家族遗传、精神紧张、食物丰盛、少活动和体胖有关;后者多数由肾脏疾病、妊娠及脑病或肾上腺肿瘤引起。中医认为,高血压多因精神焦虑、忧思郁结或因嗜肥甘,饮酒过度,使肝肾阴阳失调所致。高血压常见的症状是头晕、目眩、头痛、手足发胀、容易疲劳、心跳气短,严重者可引起突然晕倒、神昏不语、半身不遂等。

【辨证】

1. 肝阳上亢型

症见头痛头胀,眩晕耳鸣,面红目赤,急躁易怒,大便秘结等。

2. 痰湿壅盛型

症见头晕头胀,或头重如裹,耳鸣目花,胸脘痞闷,心烦不寐,咳吐白痰等。

3. 肝肾阴虚型

症见头晕目眩,耳鸣心悸,口干欲饮,潮热盗汗,五心烦热,腰膝酸软等。

4. 阴阳两虚型

症见头痛眩晕,神疲乏力,头热足冷,汗出心悸,腰膝酸软,失眠多梦,夜尿增多等。

【治疗】

1. 方药一

【组成】　桃仁12克,杏仁12克,栀子3克,胡椒7粒,鸡蛋1只。

【用法】　先将桃仁、杏仁、栀子、胡椒和匀,磨成细粉,再加入鸡蛋清调成糊状,每晚临睡前敷于涌泉穴,外用胶布固定,晨起去之,每次敷一足,左右交替,每日1换,7日为1疗程。

【主治】　肝阳上亢型高血压。

2. 方药二

【组成】　白菊花200克,橘皮60克,茯苓100克,决明子200克。

【用法】　将白菊花、橘皮、茯苓、决明子和匀,磨成粗粉,装入长条形纱布袋中,围于颈项部一圈,外用胶布固定,3 日 1 换,14 日为 1 疗程。

【主治】　痰湿壅盛型高血压。

3. 方药三

【组成】　吴茱萸 30 克,肉桂 30 克,磁石 30 克,黄连 10 克,蜂蜜适量,艾条 1 条。

【用法】　先将吴茱萸、肉桂、磁石、黄连和匀,磨成细粉,装瓶密封备用。用时取药粉 6 克,加入蜂蜜适量,做成药饼 3 只,分别敷贴于神阙、涌泉穴(双),外用胶布固定,再以艾条点燃悬灸 20 分钟,每日 1 次,10 日为 1 疗程。

【主治】　阴阳两虚型高血压。

4. 方药四

【组成】　葛根 15 克,地龙 10 克,白芥子 6 克,延胡索 6 克,黄连 6 克,肉桂 3 克,甘遂 3 克,冰片 1 克,细辛 3 克,鲜生姜 100 克。

【用法】　先将葛根、地龙、白芥子、延胡索、黄连、肉桂、甘遂、细辛、冰片和匀,磨成细粉,再把生姜捣烂取汁,拌药粉做成直径 2cm,厚 0.5cm 的圆型药饼,置于衬有纱布的塑料纸上,敷于心俞(双)、肝俞(双)、肾俞(双)及关元穴上,贴药后局部始有凉感,后逐渐出现灼热感,3～12 小时后取下,10 日为 1 疗程。

【主治】　阴阳两虚型高血压。

5. 方药五

【组成】　吴茱萸 18～30 克。

【用法】　将上药研成粉末,用醋调匀似糊状,然后敷两足底涌泉穴上。最好在睡前敷,敷时用布包扎好,每次敷 12～24 小时,敷后血压会很快下降。

【主治】　阴阳两虚型高血压。

6. 方药六

【组成】　大蒜、吴茱萸各 10 克。

【用法】　将上两味药捣小烂,外敷于两足底涌泉穴上,纱布固定,敷 24 时后取走,每 3 天敷药 1 次。

【主治】　各型高血压。

7. 方药七

【组成】　槐花、珍珠母、吴茱萸各 30 克,米醋适量。

【用法】　将前 3 味药研为细末,过筛后装入瓶内密封备用。用时每次取药末 20 克,以米醋调如糊状,分为 2 份,取一份贴敷于脐孔上,另一份贴敷于足底涌泉穴上,以纱布包好固定。贴后以点燃艾条灸之,每处灸 15～20 分钟,每天 1 次,10 次为 1 疗程。

【主治】　各型高血压。

8. 方药八

【组成】　吴茱萸、川芎、白芷各 30 克。

【用法】　将诸药混合研为粉末,过筛后装入瓶内密封备用。用时取药末 15 克填入患者脐孔上,以纱布包扎固定,每天 1 次,10 次为 1 疗程。

【主治】　原发性高血压病。

9. 方药九

【组成】　桃仁、杏仁各 10 克,栀子 15 克,胡椒 7 粒,糯米 14 粒。

【用法】　上药共为细末,鸡蛋清或水调膏,敷脚心涌泉穴,次日去掉,6 次为 1 疗程,连用 3～5 疗程。

【主治】　阴虚阳亢型高血压。

10. 方药十

【组成】　盐附子、大生地各 30 克。

【用法】　上药捣烂混融,于每晚贴敷涌泉穴,纱布包扎,次晨去掉。

【主治】　高血压兼局部麻木者。

11. 方药十一

【组成】　蓖麻仁 50 克,吴茱萸 20 克,附子 20 克,生姜 150

克,冰片 20 克。

【用法】　前 3 味共研末,加生姜捣如泥,再加冰片,调成膏状。每晚贴两脚心涌泉穴,7 日为 1 疗程,连续 3～4 疗程。

【主治】　高血压。

12. 方药十二

【组成】　马钱子 12 克(去壳取仁),白丑、黑丑各 2 克,鲜鸡苦胆 12 克。

【用法】　将前 3 味药混合捣碎,然后加入鲜鸡苦胆共捣成膏状,装入棕色瓶中备用。用药前先用温水将脚洗净,擦干;再换淡温盐水(每 2000ml 中有食盐 50 克)浸洗 10 分钟后将脚擦干;取配好的药膏敷于足心涌泉穴上,用纱布包敷,胶布固定。静卧 10～15 小时,隔日 1 次,4 次为 1 疗程。

【主治】　高血压。

【附注】　治疗期间禁烟、酒、房事,高危者应及时采用降压措施治疗。

第三十节　冠状动脉粥样硬化性心脏病

【概述】

冠状动脉粥样硬化性心脏病简称冠心病,是指心脏冠状动脉硬化,心肌缺血、缺氧而引起的心脏病,临床可出现心绞痛、心肌梗塞、心律失常及心力衰竭。中医学认为本病属于"胸痹"、"真心痛"、"厥心痛"等范畴,多由痰浊内阻、瘀血痹阻、气阴两虚、肾阳虚弱等所致。

【辨证】

1. 痰浊内阻型

症见胸闷胸痛,喘息气短,痰多色白,形体肥胖,身重乏力等。

2. 瘀血痹阻型

症见心胸刺痛,固定不移,或两胁作胀作痛,心烦不安,入夜梦多等。

3. 气阴两虚型

症见心痛短气,惊悸阵作,神疲乏力,自汗盗汗,口干少津等。

4. 肾阳虚弱型

症见心痛气短,形寒肢冷,面色苍白,腰膝酸软,小便清长,大便稀弱等。

【治疗】

1. 方药一

【组成】　檀香 10 克,细辛 6 克,黄酒适量。

【用法】　先将檀香、细辛和匀,磨成细粉,加入黄酒调入糊状,敷于胸、背部疼痛处,外盖纱布,胶布固定,每日 1 换,7 日为 1 疗程。

【主治】　痰浊内阻型冠心病。

2. 方药二

【组成】　枳实 12 克,茯苓 12 克,木香 6 克,橘皮 12 克,大腹皮 12 克,鸡血藤 30 克,麻油适量。

【用法】　将枳实、茯苓、木香、橘皮、大腹皮、鸡血藤和匀,磨成细粉,再加麻油调成糊状,敷于膻中穴,外盖纱布,胶布固定,每日 1 换,7 日为 1 疗程。

【主治】　痰浊内阻型冠心病。

3. 方药三

【组成】　丹参 10 克,红花 10 克,黄酒适量。

【用法】　先将丹参、红花和匀,磨成细粉,再加黄酒调成糊状,敷于心胸疼痛处,外盖纱布,胶布固定,每日 1 换,14 日为 1 疗程。

【主治】　瘀血痹阻型冠心病。

4. 方药四

【组成】　桃仁 12 克,山栀 12 克,蜂蜜 30 克。

【用法】　先将桃仁、山栀和匀,磨成细粉,再加入蜂蜜调成糊状,敷于心胸疼痛处,外盖纱布,胶布固定,每日换药 2～3 次,7 日为 1 疗程。

【主治】　瘀血痹阻型冠心病。

5. 方药五

【组成】　生南星 30 克,生川乌 30 克,黄酒适量。

【用法】　将南星、川乌和匀,磨成细粉,加入黄酒调成糊状,分别敷于两手心、两足心,晚敷晨去,每日 1 换,10 日为 1 疗程。

【主治】　肾阳虚弱型冠心病。

6. 方药六

【组成】　大蒜 30 克,葱白 30 克,冰片 10 克。方取 2 剂。

【用法】　每剂捣烂装入纱布袋内,火上烘热,敷于双手掌心(劳宫穴)约 5 分钟,外带手套,一般每天敷 1～2 小时,第二天再敷 2 剂,患者感胸闷时敷之。

【主治】　冠心病胸阳痹阻证。

7. 方药七

【组成】　栀子、桃仁各 12 克。

【用法】　共研细末,蜜调糊膏摊贴心前区阿是穴,纱布覆盖,胶布固定,每日换药 1 次,5 日为 1 疗程。

【主治】　冠心病胸阳痹阻证。

8. 方药八

【组成】　七厘散。

【用法】　七厘散适量加白酒少许调糊状,置于伤湿止痛膏中央,外敷心前疼痛区,每日换药 1 次,连续 4 周。

【主治】　冠心病心绞痛。

9. 方药九

【组成】　三七、蒲黄、乳香、没药各 2 份,冰片 1 份。

【用法】　三七、蒲黄、乳香、没药、冰片共研细末,用时取适量药末白酒调糊,置伤湿膏中央贴敷心俞穴和前疼痛区,每日 1 次,7 天为 1 疗程,连续 3～5 疗程;或取川芎、白芷各 2 份,冰片 1 份,用法疗程如前。

【主治】 冠心病心绞痛。

10. 方药十

【组成】 黄芪 30 克,川芎、川乌、桂枝、红花、瓜蒌各 15 克,细辛、荜茇、丁香、元胡各 10 克,冰片、三七各 6 克。

【用法】 将上药打粉装袋固定在胸前区,连续 2～3 个月。

【主治】 冠心病心绞痛。

11. 方药十一

【组成】 吴萸 2 份,肉桂 1 份。

【用法】 上药研细末备用。用时取药末适量姜汁调糊状,敷于双足心涌泉穴,胶布固定,每日 1 换,连续 7～10 天。

【主治】 冠心病心绞痛。

12. 方药十二

【组成】 葶苈子 100 克,丹参 200 克,乳香 100 克,肉桂 100 克,白芥子 100 克。

【用法】 上药共研细末,装瓶密封备用。用时取药末 100～200 克,加等量麦面粉用温水调成糊状,涂在棉布或数层纱布上,厚度 3cm,贴敷在心胸部位(局部皮肤涂以麻油以免损伤皮肤,外面再用干布或毛巾包好,待病人胸闷、胸痛、咳嗽有所好转去掉(大约 2 小时左右),用湿纱布擦拭敷药处,盖被卧床休息。每日 1 次,3 次为 1 疗程。一般不超过 3 疗程。

【主治】 冠心病。

第三十一节　中　风

【概述】

中风又名卒中,因起病急骤,证候多变,病势凶险,由风性善行而数变的特征而得名。本病主要证候是猝然昏仆,不省人事、口眼㖞斜、半身不遂、语言障碍等。中医根据病情的轻重分为如下两种:一般无神志改变者称风中经络;神志不清而病情严重者称风中脏腑。中风是一种比较难治的疾病,而且往往不能在短期内恢复,后遗症又比较多,所以应以预防为主,在发生中风先兆时就应及时治疗。

【治疗】

1. 方药一

【组成】　鲜石菖蒲(去叶用根)、鲜艾叶、生姜、生葱各1握,香油、米醋各适量。

【用法】　将前4味药捣烂如泥,然后加入香油、米醋入锅共炒,用布包好趁热敷贴于患者的头顶、胸背等部位。连敷数次,以醒为度。

【主治】　中风昏迷不醒。

2. 方药二

【组成】　生附子(或盐附子)。

【用法】　上药研末,醋调如饼,敷足心涌泉穴。

【主治】　中风昏迷,高热不语,下肢不温。

3. 方药三

【组成】　生菖蒲(去叶用根)、生艾叶、生姜、水葱各1握。

【用法】　上药入石臼内捣如泥,以香油,或醋同炒4药,炒热后布包,乘热由上而下熨头顶、胸背、四肢。

【主治】　中风不省人事,痰涎上涌。

第三十二节　中风后遗症

【概述】

中风后遗症是指脑溢血或脑梗塞后出现的半侧肢体活动不利、言语不清、口眼㖞斜等症状,尤以一侧肢体运动障碍最为多见。中医学认为本病属于"偏瘫"、"风瘫"、"偏枯"等范畴,多由瘀血、痰浊、风火阻于络道,脉络不通所致。

【辨证】

1. 瘀血内阻型

症见半身不遂,言语謇涩,头痛胸痛,面色黧黑,皮肤粗糙,舌紫等。

2. 痰浊阻络型

症见半身不遂,语言不利,肌肤麻木不仁,胸闷痰多,口腻纳呆等。

3. 风火上扰型

症见半身不遂,舌强语謇,口眼㖞斜,面色潮红,头晕目眩,心烦易怒,大便秘结等。

【治疗】

1. 方药一

【组成】　川乌 10 克,吴茱萸 6 克,僵蚕 10 克,鲜葱 50 克。

【用法】　先将川乌、吴茱萸、僵蚕和匀,磨成细粉,再将鲜葱捣烂取汁,调入药粉,做成药饼 2 只,敷于两足涌泉穴,外盖纱布,胶布固定,睡前外敷,次晨揭去,15 日为 1 疗程。

【主治】　中风后遗症属风火上扰型。

2. 方药二

【组成】　蝼蛄 30 只。

【用法】　上药研末酒调敷,左瘫取右,右瘫取左,可敷 8～10 天。

【主治】 半身不遂，面瘫。

3. 方药三

【组成】 蓖麻子肉 30 克，干姜、香附各 30 克，冰片 0.9 克。

【用法】 蓖麻子肉捣泥，后 3 味研细末，共捣匀。歪右敷左，歪左敷右，薄涂匀。

【主治】 口眼㖞斜。

4. 方药四

【组成】 蓖麻子仁(红皮的)6 克，乳香 3 克。

【用法】 上药共捣烂，摊布上，歪左敷右，歪右贴左。

【主治】 口眼㖞斜。

5. 方药五

【组成】 蓖麻子 30 克。

【用法】 上药捣烂贴于掌心，右斜贴左手，左斜贴右手，贴后包扎，隔一昼夜除去。又方①：加生白附子 6 克，全蝎 3 克，冰片 0.6 克，先将附子、全蝎研细末，再将冰片、蓖麻子仁同捣泥，摊布上，贴颊车。左斜贴右，右斜贴左。又方②：加冰片 0.9 克，干姜、香附各 30 克，用法同①。

【主治】 口眼㖞斜。

6. 方药六

【组成】 白芥子 30 克，生地 60 克，姜汁 1 杯。

【用法】 前 2 味研末，生地打烂如膏和芥子末，打匀调姜汁。歪左涂右，歪右涂左。需不干不湿，涂上有火灼热感，起泡即除去。

【主治】 口眼㖞斜。

7. 方药七

【组成】 鲜附子 30 克，冰片 3 克。

【用法】 上药捣烂，蜜调和，外敷患处，时间不可太长，5 时为限，可发起小泡。

【主治】 口眼㖞斜。

8. 方药八

【组成】　生南星 9 克,生栀子 20 个。

【用法】　上药共为细末,向右歪敷左颊车,向左歪敷右颊车。

【主治】　口眼㖞斜。

9. 方药九

【组成】　猪牙皂角 500 克,醋 150ml,麝香适量。

【用法】　将猪牙皂角研为粉末,加入米醋加热,边加热边搅动,约 10 分钟后即成黄褐色的糊状药膏。用时取 7～8 层纱布做成的敷料一块摊上药膏,药膏上撒些麝香,趁热(以不烫皮肤为度)敷于患者的面部口眼㖞斜处,胶布固定,每天 1 换。

【主治】　中风口眼㖞斜。

10. 方药十

【组成】　蔓荆子、黄芪各 10 克,炙草 15 克。

【用法】　将上药共研细末,然后敷于患处。左斜者敷右侧,右斜者敷左侧。

【主治】　中风引起的口眼㖞斜。

11. 方药十一

【组成】　桃仁、栀子各 7 枚,麝香 0.3 克,白酒适量。

【用法】　将前 3 种药研成粉末,以白酒调成药膏,然后敷于手心上(男左女右),外以胶布固定。每 7 天换药 1 次,敷至治愈为止。

【主治】　中风口眼㖞斜。

12. 方药十二

【组成】　穿山甲、大川乌头、红海蛤(如核桃大)各 60 克,葱汁适量。

【用法】　将上药共研为末,每次用 15 克,用葱汁调成厚饼,贴敷于两足底涌泉穴上,纱布包扎固定后以热水浸脚,待身麻汗出,可将药去除,每半月敷 1 次。

【主治】　中风瘫痪。

第三十三节　面神经麻痹

【概述】

面神经麻痹是由面神经炎而引起口角㖞斜的病证。临床以起病急,病侧面部表情肌瘫痪,前额皱纹消失,眉毛下垂,脸裂扩大,鼻唇沟平坦,口角下垂,面部被牵向健侧,进食时食物残渣留于病侧齿颊间隙,口水自患侧淌下为主要特征。中医学认为本病属于"面瘫"、"口僻"等范畴,多由风寒入络,脉络空虚所致。

【辨证】

1. 风寒入络型

症见口眼㖞斜,每于吹风后发作,或兼有恶寒、发热、头痛等。

2. 脉络空虚型

症见口眼㖞斜,日久不愈,多兼有头晕乏力、心悸、纳呆等。

【治疗】

1. 方药一

【组成】　白附子 3 克,胆南星 5 克,天麻 5 克,草乌 5 克,乳香 5 克,青黛 5 克,黑鱼头 1 只。

【用法】　先将白附子、胆南星、天麻、草乌、乳香、青黛和匀,磨成细粉,加黑鱼头捣烂如糊状,敷于患侧颊车穴,外盖纱布,胶布固定,每日 1 换,7 日为 1 疗程。

【主治】　面神经麻痹属风寒入络型。

2. 方药二

【组成】　蓖麻子 60 克,生附子 10 克,冰片 2 克。

【用法】　先将蓖麻子去壳,与生附子、冰片和匀,捣烂如泥,敷于脐部及健侧地仓穴,外盖纱布,胶布固定,每日 1 换,7 日为 1 疗程。

【主治】　面神经麻痹属风寒入络型。

3. 方药三

【组成】 桂枝 6 克,麻黄 6 克,白芍 15 克,川芎 15 克,防风 12 克,防己 6 克,附子 3 克,荆芥 6 克,葱白 6 支。

【用法】 先将桂枝、白芍、麻黄、川芎、防风、防己、附子、荆芥和匀,磨成细粉,再加葱白调和,捣烂如泥,分敷于两侧手心,紧握拳,令微汗,每日 1 次,7 日为 1 疗程。

【主治】 面神经麻痹属脉络空虚型。

4. 方药四

【组成】 白及 3 克,雄黄 1.5 克,朱砂 1.5 克,公鸡鸡冠血适量。

【用法】 先将白及、雄黄、朱砂和匀,磨成细粉,再加入鸡冠血调成糊状,敷于患侧颊车穴,外盖纱布,胶布固定,每日 1 换,7 日为 1 疗程。

【主治】 面神经麻痹属脉络空虚型。

5. 方药五

【组成】 木鳖子 10 枚。

【用法】 上药去壳捣烂,以适量陈醋或蜂蜜调糊状,外敷面部患侧,每日 2 次。病情较重者,可将蜈蚣 1 条去头尾捣烂和上药合用。

【主治】 面部神经麻痹。

【附注】 患侧应避风寒。

6. 方药六

【组成】 大皂角 6 克,陈醋 30 克。

【用法】 将大皂角去皮与子研末,过 500 目筛。入铜锅或铜勺(忌铁器),用微火炒至焦黄色,再入陈醋搅匀成膏。把药膏平摊于敷料上厚约 3mm,贴于口角处(左歪贴右,右歪贴左),贴药时稍向患侧牵拉固定,每日 1 次,一日后改为间日 1 次至病愈。

【主治】 面神经麻痹。

7. 方药七

【组成】　乳香、没药、白及、蝉蜕各等份。

【用法】　上药共研细末备用。治疗时用药棉蘸少许松节油擦患处,再取适量药末调鸡蛋清外敷,厚 2～3mm,覆盖塑料薄膜,胶布固定,2～3 日 1 次。

第三十四节　　乳房异常发育症

【概述】

乳房异常发育症包括男性乳房发育异常和儿童乳房发育异常两类,前者见于中老年男性,后者多见于 10 岁左右儿童。症见一侧或双侧乳晕出现硬结,初如杏李,渐渐增大,呈弥漫性、盘状或结节状,推之移动,无明显压痛,经年累月,发展缓慢。中医学认为本病属于"乳疬"范畴,多由肾气不充,肝气不调所致。

【治疗】

1. 方药一

【组成】　新鲜瓜蒌 90 克,生甘草 10 克,红花 10 克,米酒糟 1 团。

【用法】　先将鲜瓜蒌连皮带瓤捣烂如泥,再把红花、甘草磨成细粉,和入瓜蒌泥与米酒糟,敷贴患处,外盖纱布,胶布固定。每日 1 换,14 日为 1 疗程。

【主治】　乳房异常发育症。

2. 方药二

【组成】　山慈姑、芒硝、黄药子、生半夏各 10 克。

【用法】　上药研极细末,黄酒调敷患处,纱布覆盖。每日 1 次,15 日为 1 疗程。

【主治】　男性乳房异常发育症。

3. 方药三

【组成】　桃仁、芒硝、莱菔子、当归、琥珀屑、山楂各 30 克,红花、地龙各 20 克,神曲、麦芽各 50 克。

【用法】 上药研细末,加凡士林适量拌匀,用时取药膏适量,敷患处,4 小时换药 1 次,15 日为 1 疗程。

【主治】 男性乳房异常发育症。

第三十五节 糖 尿 病

【概述】

糖尿病是一种常见的内分泌代谢疾病,在人体胰岛素分泌不足或靶细胞对胰岛素敏感性降低时,可引起糖、蛋白质、脂肪代谢紊乱而导致本病。分为胰岛素依赖型(1 型)和非胰岛素依赖型(2 型)两种。前者多发于青少年,病情较重,后者多发于 40 岁以上的成年人及老年人,病情较轻。主要症状表现为多饮、多食、多尿、消瘦。实验室检查有血糖和尿糖增高,中医谓之"消渴",并据多饮、多食、多尿的轻重不同,而分为上消、中消、下消。可伴有倦怠乏力、精神委靡不振、四肢酸痛麻木、腰痛、月经不调、便秘、视力减退、皮肤瘙痒、阳痿等症状。但也有些病人无明显症状。血中可出现酮体,严重者可发生酮症酸中毒及昏迷。容易并发感染,并且不容易治愈。

【治疗】

1. 方药一

【组成】 ①人参、黄连、苍术、天花粉、泽泻、荔枝干、干姜、白芥子、冰片;②生地、杞果、山萸肉、丹皮、泽泻、茯苓、菟丝子、知母。

【用法】 先制有可装 3 个药芯的治疗腰带,前药芯盛方①药末正对脐部神阙穴,方②药为后药芯,正对肾穴、命门穴。昼夜连续佩带,3 个月换 1 次药芯。

【主治】 糖尿病。

2. 方药二

【组成】 当归、赤芍、冰片、芒硝、蜈蚣、牛脾。

【用法】　上药制粉拌匀,牛胆汁适量,水泛为丸如白芥子大,穴位贴敷;主穴:膈俞,脾俞,胃俞,肾俞,足三里。多饮加承浆,肺俞;多食加丰隆,中脘;多尿加气海,关元。

【主治】　糖尿病。

3. 方药三

【组成】　黄芪、草薢各 60 克,山药、苍术、砂仁、玄参、黄精、肉苁蓉、菟丝子、金樱子、蚕沙、菖蒲、丹参、僵蚕、白芥子、五倍子、丹皮、地骨皮、仙灵脾、黄连、生牡蛎、生地、熟地各 30 克,肉桂、小茴香各 10 克,生大黄 20 克,莱菔子、水蛭各 15 克,冰片、樟脑各 2 克,蟾酥 0.5 克,麝香 0.1 克。

【用法】　先将冰片、樟脑、蟾酥、麝香分别研成细粉,再将其他群药混合粉碎成细粉并过 100 目筛,将以上两种药物粉末以套研法混合均匀,用一倍量蜂蜜与药物细粉调制成软材料,并加入植物油、酒精适量,以调整软硬适宜,压制成板,再切成 1cm×1cm 的正方形药块。用橡皮膏作基质衬布,将药块贴于橡皮膏上即得。穴位敷贴,常用穴为神阙、涌泉、肾俞、三阴交。每次 2～3 个穴位,一般 2～3 天更换 1 次,1 个月为 1 疗程。

【主治】　老年性糖尿病。

第三十六节　自汗、盗汗

【概述】

自汗、盗汗是不因用发汗药或气候炎热、运动、精神刺激等因素而不自主的自然出汗证。一般以醒后出汗,睡则汗收为自汗;入睡出汗,醒后汗收为盗汗,或二者同时并见,且以局部性出汗为多。

【治疗】

1. 方药一

【组成】　郁金 30 克,五倍子 9 克。

【用法】 上药研细末,每次取 10~15 克,用蜂蜜调成药饼两块,贴两乳头上,覆盖纱布,胶布固定。每日换 1 次。

【主治】 多汗、自汗。

2. 方药二

【组成】 黄柏 10 克。

【用法】 上药研细末,开水调成稠膏,敷双乳头上,外盖纱布,胶布固定。

【主治】 盗汗。

3. 方药三

【组成】 五倍子、公丁香、肉桂、细辛、吴茱萸各等份。

【用法】 上药研末,用食醋调湿,分别贴在肚脐和左右涌泉穴,外用麝香止痛膏盖在上面固定,每日 1 次,连续使用 1 周。

【主治】 小儿汗证。

4. 方药四

【组成】 郁金粉 0.24 克,牡蛎粉 0.06 克。

【用法】 上药以米汤适量调匀,分 2 份敷于患儿左右乳中穴,每日更换 1 次。如有皮肤过敏者可隔日 1 次。

【主治】 小儿汗证。

第三十七节 血 证

【概述】

凡血液不循常道,或上溢于口鼻诸窍或下泄于前、后二阴,或渗出肌肤所形成的疾患,统称为血证。血证包括吐血和咯血两种常见失血证候。

吐血亦称呕血,多见于消化系统疾病。中医认为,胃主纳谷,其性主降,胃腑疾患或其他脏器疾患皆可影响于胃,导致胃络受伤,血随胃气上逆则呕血。发病原因多见于患者饮食不节、嗜酒或

　　暴饮暴食,饥饱失常或过食辛辣厚味食品等,可使胃中积热而络脉受伤,肝郁化火,脉络瘀滞,或暴怒伤肝,肝气横逆而胃络致伤。心脾素虚,或劳伤心脾,亦可发生呕血。呕血时,血中常混有食物残渣,血色呈暗红色或褐色。

　　咯血又称咳血,多见于呼吸系统疾病。因血来自肺或气管,所以血色鲜红,混有泡沫状痰液。中医认为,肺主气,其性肃降,若肺为病邪所伤,则清肃下降功能失职,肺气逆而咳伤肺络,或邪热炽盛,或阴虚火旺,或肝邪化火,灼热肺络而致咯血。

　　【治疗】

　　1. 方药一

　　【组成】　大蒜 30 克。

　　【用法】　将大蒜捣烂成泥状,然后用来敷两足底的涌泉穴上,以布包扎之,每天 1 次。

　　【主治】　吐血、咯血。

　　2. 方药二

　　【组成】　大蒜头 2 个,冰片少许。

　　【用法】　将大蒜头捣烂,加入冰片拌匀,然后贴敷两足底涌泉穴上。每 4 小时换药 1 次,连续贴敷 2～3 次,一般吐血即止。

　　【主治】　吐血。

　　3. 方药三

　　【组成】　生附片 3～6 克。

　　【用法】　将生附片研为细末,加入少许水调成糊状,贴敷于两足底涌泉穴上。用药前先以热水浸脚,水须浸没小腿以上 10 分钟,然后再敷此药。

　　【主治】　呕血。有全身发热者忌用。

　　4. 方药四

　　【组成】　大蒜泥 10 克,硫磺末 6 克,肉桂末 3 克,冰片 3 克。

　　【用法】　上方捣蒜为泥调 3 味药末匀,分涂 2 块纱布上,敷贴于双侧足底涌泉穴,隔日换药 1 次。为预防脚底起泡,可先在足底涂抹少许油脂。

【主治】　咯血。

5.方药五

【组成】　吴茱萸适量。

【用法】　上药研为细末,用醋调成稠膏,敷两脚心(涌泉穴),外盖塑料薄膜、纱布,胶布固定,绷带包扎。

【主治】　肺热证鼻出血与齿龈出血,亦用于胃热、肝火证。

6.方药六

【组成】　旱莲草。

【用法】　上药鲜品捣敷,干品煎捣敷。

【主治】　"脉溢","血自毛孔出"(血小板减少性紫癜、出血等)。

7.方药七

【组成】　蜣螂灰。

【用法】　撒涂或温水调敷。

【主治】　"脉溢","血自毛孔出"(即与血小板相关疾病)。

第三十八节　胁　　痛

【概述】

胁痛是临床的常见病证,可见于西医学的多种疾病之中,如急慢性肝炎、胆囊炎、胆结石、胆道蛔虫、肋间神经痛等。常有饮食不节,情志内伤,感受外湿,跌仆闪挫或劳欲久病等病史。

【治疗】

1.方药一

【组成】　白芥子 30 克。

【用法】　上药研细末和鸡蛋清捣泥糊匀,贴痛处,30 分钟将药翻一翻再贴 30 分钟。

【主治】　左胁痛。

2. 方药二

【组成】　吴萸 9 克。

【用法】　上药研末,醋调敷患处。

【主治】　胁痛。

3. 方药三

【组成】　红皮葱 1 枝(去皮),硫磺 30 克。

【用法】　上药共捣成泥,用纱布包扎好,敷最痛处即能止痛,痛止揭去敷药。如起水泡,用消毒针将水泡刺破,涂甲紫即可。

【主治】　胸胁痛。

第三十九节　疟　　疾

【概述】

疟疾俗称"打摆子",是由疟原虫引起的一种传染病。因蚊虫叮咬人后而得病。多发生于夏秋季节,其他季节也有发生。中医认为,疟疾是由于人体感受疟邪而引起的。它的证候主要是寒战、高热、头痛、汗出热退后身凉,如此寒热往来,休作有时,反复发作,间日一发,或三日一发为其临床特征。假若疟疾反复发作,迁延不愈,可引起贫血,严重者甚或脾肿大,左胁下可触及"包块",中医称为"疟母"。

【治疗】

1. 方药一

【组成】　大蒜、胡椒、百草霜各等份。

【用法】　将上药共研捣烂为丸,敷于两侧内关穴上,胶布固定,每天敷 1 次。

【主治】　各型疟疾。

2. 方药二

【组成】　用胡椒或朝天椒1~2个。

【用法】　将上药捣烂,在发作前2小时敷于大椎穴上,然后以胶布固定,每天1次。

【主治】　各型疟疾。

3. 方药三

【组成】　烟丝2份,生姜1份。

【用法】　上药共捣烂,取如硬币大小两块敷内关穴上。

【主治】　疟疾。

第四十节　肝　　癌

【概述】

肝癌是常见的恶性肿瘤,而且是癌症中恶性程度很高的一种。发病与慢性肝炎(乙型肝炎)关系密切,还和黄曲霉毒素、亚硝胺、寄生虫感染、环境污染、遗传因素等有关。肝癌的症状可能有肝区间接性或持续性胀痛,肝脏肿大,而且质地坚硬,表面凹凸不平,边缘不整齐,食欲减退,恶心、呕吐,有的患者出现不同程度的黄疸、消瘦等。

【治疗】

1. 方药一

【组成】　干蟾皮10克,大腹皮12克,桃仁12克,大黄10克,青皮10克,木防己10克,延胡索12克,莪术15克,红花10克,乳香8克,没药9克,水蛭9克,冰片9克。

【用法】　上药共研末,调糊状外敷痛区。

【主治】　肝癌痛。

2. 方药二

【组成】　蜈蚣10条,生米壳45克,全蝎30克,乳香30克,没

药 30 克,紫花地丁 45 克,银朱 9 克,蚤休 45 克,硼砂 30 克,陈皮
45 克,麝香 1.5 克。

【用法】　上药各研细粉,混匀。每次用少许荞麦面调打稀糊
后调药粉,按疼痛部位大小,敷于肝区,每 24 小时换药 1 次,或 2
日换药 1 次。

【主治】　肝癌肝区疼痛。

3. 方药三

【组成】　癞蛤蟆 1 只,雄黄 30 克。

【用法】　将活蛤蟆除去内脏,置雄黄于其腹内加温水少许,调
成糊状,敷在肝区疼痛最明显处,然后固定。夏天敷 6～8 小时,冬
天敷 24 小时换 1 次。

【主治】　肝癌肝区疼痛。

4. 方药四

【组成】　大蒜 8 枚,丁香、砂仁、良姜各 10 克,生姜 15 克,盐
5 克。

【用法】　上药同捣如泥,贴中脘、两侧足三里穴,每日 1～
2 次。

主治:肝癌腹胀痛。

5. 方药五

【组成】　活田螺肉 10 枚,鲜七叶一枝花 30 克,冰片 1 克。

【用法】　同捣如泥,敷贴脐部,每日 1 次,连用 3 天。

【主治】　肝癌。

6. 方药六

【组成】　蜈蚣、全蝎、马钱子各 500 克,紫草 1700 克,黑矾
400 克,五倍子 450 克,白及 25 克,冰片 150 克,黄丹、青黛各 300
克,明矾、石膏各 500 克,乳香、没药各 250 克,大黄 525 克。

【用法】　上药共研细末,以桐油调配成膏,外敷肝区。

【主治】　肝癌。

7. 方药七

【组成】 雄黄 40 克,白矾 80 克。

【用法】 上药共研末,加水适量和面粉调成膏,厚厚地敷患处。敷后排便既为有效。

【主治】 肝癌。

8. 方药八

【组成】 白颈蚯蚓(韭菜地的最好)、芭蕉根各等量。

【用法】 上药捣烂如泥,外敷肝区,每日 3 次,至症状消。

【主治】 肝癌。

9. 方药九

【组成】 活鳖头两具,鲜灰苋菜 150 克(干品 90 克),水红花子 90 克。

【用法】 上药共捣烂如泥,敷痛处。

【主治】 肝癌疼痛。

10. 方药十

【组成】 大黄 50 克,黄柏 50 克,皮硝 50 克,芙蓉叶 50 克,姜黄 50 克,天花粉 100 克,没药 20 克,雄黄 30 克,乳香 20 克,冰片 20 克,生南星 20 克。

【用法】 上药研细末,水调成糊状,外敷肿块疼痛部位。

【主治】 肝癌疼痛。

11. 方药十一

【组成】 蟾蜍 3 只,大蒜 1 枚。

【用法】 蟾蜍剥取皮,大蒜捣细末后涂蟾蜍皮上,外敷痛处。

【主治】 肝癌疼痛。

12. 方药十二

【组成】 蟾酥、雄黄、冰片、铅丹、皮硝各 30 克,乳香、没药、血竭各 50 克,大黄 100 克,麝香 1 克,硇砂 10 克。

【用法】 上药共研细末,用时以温开水或醋调糊,摊油纸上,贴敷患处,每日 1 次。

【主治】　原发性肝癌、胰腺癌、肠癌、转移性骨癌疼痛。

第四十一节　癫　痫

【概述】

癫痫俗称"羊痫风",是反复发作的暂时性中枢神经系统功能失常综合征。分为原发性癫痫和继发性癫痫。原发性癫痫多发病于儿童及青少年,可有家族遗传史;继发性癫痫继发于各种疾病,如脑外伤、脑炎、尿中毒等。

【治疗】

1. 方药一

【组成】　熟附子 9 克。

【用法】　上药研细末,用面粉少许和做成饼,把饼放在气海穴上。

【主治】　癫痫。

2. 方药二

【组成】　马钱子(制)、僵蚕、胆南星、明矾各等份。

【用法】　上药混合研为细末,再用青艾叶、鲜姜适量和诸药成糊状备用。治疗时取药糊 5～10 克,分别置于神阙和会阴穴,上置艾柱施灸。根据患者年龄,1 岁灸 1 壮,每日灸治 1 次。

【主治】　癫痫。

第四十二节　眩　晕

【概述】

眩晕是因身体空间定向和平衡功能失调所产生的自我感觉,是一种运动性错觉。分真性眩晕(前庭系统性眩晕)和假性眩晕

（非系统性眩晕）。真性眩晕是疾病的因素使患者定向感觉或平衡感觉障碍引起的一种运动错觉，患者可觉得自身在一定平面上转动和摇晃，站立不稳，或看到周围物体在旋转，发作呈阵发性；假性眩晕表现为自身或外物的晃动不稳感，发作常呈持续性，也可为阵发性。

【治疗】

1. 方药一

【组成】　白芥子。

【用法】　白芥子研末，备用。贴敷穴位：百会、翳风；有恶心或呕吐者配内关、足三里。每次取3克药末调酒做成药饼，贴于穴上，每天换药1次，直至病情缓解。

【主治】　耳源性眩晕。

2. 方药二

【组成】　吴茱萸（胆汁拌制）100克，龙胆草50克，硫磺20克，朱砂15克，明矾30克，小蓟根汁适量。

【用法】　先将前5味药粉碎为末，过筛，加入小蓟根汁，调和成糊。取药糊敷神阙、涌泉（双）穴，每穴用10～15克，上盖纱布，胶布固定。2日一换，1个月为1疗程。

【主治】　肝阳上亢型眩晕。

第三章 外科疾病的中药外敷疗法

第一节 颈淋巴结结核

【概述】

颈淋巴结结核是由结核杆菌感染所引起的颈部淋巴结慢性炎症。病初在颈项一侧或双侧出现单个结核,大小如豆,质坚,不红不痛,推之移动,随后结核增大,融成块状,皮核相亲,后期核软成脓,皮色黯红,皮穿脓溢如絮状,疮面湿烂,形成窦道或溃疡。中医学认为本病属于"瘰疬"范畴,多由情志不遂,肝气郁结,脾失健运,痰热凝结所致。

【辨证】

1. 肝郁痰结型

症见颈部结核如指头大,一枚或数枚不等,皮色不变,按之坚实,推之能动,不热不痛等。

2. 痰热伤阴型

症见结核增大,皮核粘连,推之不动,渐感疼痛,皮色暗红,按之微热,有波动感,甚则破溃流脓等。

【治疗】

1. 方药一

【组成】 五倍子1枚,金头蜈蚣1条,麸皮、食醋各适量。

【用法】　先将五倍子挖一小孔,纳入蜈蚣,外用桑皮纸包裹,再加泥土封口,放入锅内,加入麸皮拌炒,至麸皮焦黑,剥去泥纸,把五倍子、蜈蚣磨成细粉,加入食醋调成糊状,敷于患处,外盖纱布,胶布固定,每日1换,14日为1疗程。

【主治】　肝郁痰结型瘰疬。

2. 方药二

【组成】　制川乌30克,黄柏30克,食醋适量。

【用法】　先将川乌、黄柏和匀,磨成细粉,再加入食醋调成糊状,涂敷患处,外盖纱布、胶布固定,每日1换,14日为1疗程。

【主治】　肝郁痰结型瘰疬。

3. 方药三

【组成】　新鲜山药30克,蓖麻仁120克。

【用法】　将山药、蓖麻仁和匀,捣烂如泥,涂敷患处,外盖纱布,胶布固定,每日1换,14日为1疗程。

【主治】　肝郁痰结型瘰疬。

4. 方药四

【组成】　新鲜猫爪草250克。

【用法】　将猫爪草洗净,捣烂如泥,敷于患处,外盖纱布,胶布固定,每日1换,14日为1疗程。

【主治】　肝郁痰结型瘰疬。

5. 方药五

【组成】　壁虎50条,白果树叶50张,食醋适量。

【用法】　先将白果树叶放入食醋内浸泡1天备用,再把壁虎放入锅内烤干,磨成细粉,掺敷患处,外用白果树叶覆盖,胶布固定,每日1换,14日为1疗程。

【主治】　痰热伤阴型瘰疬。

6. 方药六

【组成】　磁石、黑芝麻各等量。

【用法】　将磁石砸碎,黑芝麻用文火炒熟砸碎,共研为细末,分别装入瓶中备用。用时将这两种药粉混合,用食醋调成糊状,然后贴敷于患处,药厚约 0.3mm,上面盖上一层油纸,再覆盖上一层敷料,胶布固定。每天换药 2～3 次,药物现用现配。

【主治】　瘰疬。

7. 方药七

【组成】　胡桃瓢适量。

【用法】　烧黑,与松脂研敷疮面。

【主治】　瘰疬。

8. 方药八

【组成】　白及、白蔹、大黄、血竭各 30 克,百部、栀子、黄柏、红花、香附各 20 克。

【用法】　将上药共研为细末,水蜜汁(开水、蜂蜜各半)调匀。用时将上药敷于患处,纱布或胶布固定。重者每天换药 1 次,轻者隔天换药 1 次。如果已成脓未破溃时,可用注射器先将脓抽出后再进行外敷;若破烂者,留顶外敷,一般 1～2 个月可愈。

【主治】　各期瘰疬。

9. 方药九

【组成】　雄黄 3 克,明矾 5 克,枯矾 3 克,凡士林 30 克。

【用法】　上药前 3 味研末,调凡士林,将油膏置纱布上,敷患处,每日换 1 次。

【主治】　颈淋巴结结核未成脓者。

10. 方药十

【组成】　菜花蛇 1 条,柳树叶(梢上)2500 克,麻油 250 克。

【用法】　麻油炸蛇焦,去渣,将油炼膏,柳树叶水煎浓汁,滤渣炼膏。两膏各等份调匀,贴患处,2 天 1 换。

【主治】　颈淋巴结结核。

11. 方药十一

【组成】　露蜂房 1 个(瓦焙存性),血竭 3 克,麝香 0.4 克,山慈姑 6 克,明矾 40 克。

【用法】　上药共研粉,香油调匀外敷患处。

【主治】　颈淋巴结结核。

第二节　甲状腺肿大

【概述】

甲状腺肿大欲称"大脖子",中医称瘿病。多因郁怒忧思过度,肝失条达,脾失健运,致使气滞血瘀,湿痰凝聚于颈前而成瘿;或与居住地区的水土有关。根据临床表现、形态性质的不同中医辨证分为气瘿、肉瘿、石瘿、筋瘿、血瘿 5 种。

【治疗】

1. 方药一

【组成】　樟脑 15 克,蒲黄 15 克,天南星 12 克,木香 12 克,米醋 150 克,面粉 100 克。

【用法】　天南星、木香研极细末,与樟脑、蒲黄、面粉拌匀,用米醋调糊状敷患处,每日早晚各换药 1 次。

【主治】　肉瘿(甲状腺瘤、囊肿)。

2. 方药二

【组成】　五倍子不拘多少。

【用法】　上药放沙锅内炒黄,冷后研末,每晚睡前用米醋调膏状敷患处,次晨洗去,7 次为 1 疗程。

【主治】　甲状腺肿大。

3. 方药三

【组成】　黄药子、生大黄各 30 克,全蝎、僵蚕、土鳖虫各 10 克,蚤休 15 克,明矾 5 克,蜈蚣 5 条。

【用法】　上药共研细末,用醋、酒各半调敷,保持湿润,每料药可用3次,7料为1疗程。

【主治】　甲亢、甲状腺大属肝火亢盛证。

4.方药四

【组成】　新鲜铁脚威灵仙全棵。

【用法】　上药捣极烂,敷患处。

【主治】　甲状腺肿大。

5.方药五

【组成】　鲜小蓟、红糖、桐油。

【用法】　前2味共捣桐油调匀,敷喉部肿处。桐油有刺激,用时注意。

【主治】　甲状腺肿大。

6.方药六

【组成】　鲜山药1块,蓖麻子3粒。

【用法】　上药洗净后同捣烂调匀,贴敷于患处,每日更换1次。

【主治】　甲亢、甲状腺肿大属痰湿凝结证。

7.方药七

【组成】　柽柳叶若干。

【用法】　上药切碎,加水浸泡1天,熬,过滤,滤液浓缩成膏(炼至稀粥状时,倒入冰水盆内)。用时取适量烘软,敷患处。每隔3～5天换1次。

【主治】　地方性甲状腺炎。

第三节　肩关节周围炎

【概述】

肩周炎是肩关节囊及其周围组织病变而引起肩关节疼痛和活动受限的一种常见病,又称冻结肩、肩凝症或五十肩,好发于50岁以上的中老年人,女性多于男性。本病起病缓慢,多数无外伤。表现为关节疼痛,可放射到手,引起肌肉痉挛,晚间疼痛加重,穿脱上衣时疼痛加剧;肌肉无力,肩关节活动受限。

【治疗】

1. 方药一

【组成】　生半夏、生南星、白芷、生川乌、生草乌、细辛、红花、没药、乳香、生葱、生姜、白酒各适量。

【用法】　上药前 9 味共研细末,再加生葱、生姜捣烂,兑适量白酒,入锅内炒热,敷于患侧肩部,隔日换药 1 次。皮肤对药物过敏者,可用纱布蘸清油隔在皮肤上,再敷上药。

【主治】　肩关节周围炎。

2. 方药二

【组成】　川乌、草乌、樟脑各 90 克。

【用法】　上药研末收贮备用。根据疼痛部位大小取药末适量,用醋调成糊,均匀敷于压痛点,约 0.5cm 厚,外盖纱布,热水袋热敷,每日 1 次。

【主治】　冻结肩。

3. 方药三

【组成】　鲜桑枝 90 克,鲜槐枝 60 克,鲜柏叶 60 克,鲜柳枝 30 克,鲜艾叶 30 克,桂枝 15 克,白酒 15 克(后下)。

【用法】　上药共捣煎,取煎液热敷,每日 2 次,每次 20～30 分钟,每日 1 剂,热敷后进行功能煅炼。

【主治】　肩关节周围炎。

4. 方药四

【组成】　白凤仙根、臭梧桐、生姜、大蒜头、韭菜各 500 克。

【用法】　同捣汁,文火煎膏,摊贴患处。

【主治】　漏肩风,肩膊痛。

第四节　风湿性关节炎

【概述】

风湿性关节炎是由乙型链球菌引起的全身性结缔组织变态性疾病。临床以四肢大关节肿痛、关节活动受限为主要特征,其中尤以膝关节、踝关节病变最为多见。中医学认为本病属于"痹证"范畴,多由风、寒、湿、热邪侵入肌表关节所致,临床根据风、寒、湿、热等病邪所产生的不同症状,而分为行痹、痛痹、着痹、热痹 4 种类型。

【辨证】

1. 行痹

症见关节疼痛,游走不定,关节屈伸不利,恶风发热,鼻塞咽痛等。

2. 痛痹

症见关节疼痛剧烈,遇寒更甚,得热则缓,痛有定处,形寒肢冷等。

3. 着痹

症见肢体关节沉重疼痛,下肢肿胀,活动不便,肌肤麻木不仁等。

4. 热痹

症见关节红肿疼痛,局部皮肤灼热,得冷则舒,口渴欲饮,发热易汗等。

【治疗】

1. 方药一

【组成】 草乌 10 克,川乌 10 克,牛膝 10 克,当归 10 克,香附 10 克,独活 10 克,鸡血藤 10 克,郁金 10 克,木瓜 12 克,川芎 12 克,细辛 3 克,鲜生姜 250 克,70%酒精适量。

【用法】　先将草乌、川乌、当归、牛膝、香附、鸡血藤、独活、郁金、木瓜、川芎、细辛和匀，磨成粗粉，加入生姜和酒精，捣烂拌匀，敷于患处，每日1换，7日为1疗程。

【主治】　痛痹。

2. 方药二

【组成】　麦麸子500克，苍术粉、木香粉、乳香粉各30克，没药粉15克。

【用法】　先将麦麸粉炒热，后加入以上4种药粉再炒4～5分钟，然后用此药趁热外敷于患处。如冷却再换热的药末敷，每天1～2次，10次为1疗程，每剂药可连用3～5天。

【主治】　痛痹。

3. 方药三

【组成】　马钱子、乳香、甘草各9克，麻黄12克，透骨草30克，细辛10克。

【用法】　上药共研为粉。用时以香油调成糊状敷患处，纱布或塑料布覆盖，绷带固定；每次选1～2个痛肿及功能障碍最甚的关节贴敷24小时。

【主治】　痹证。

4. 方药四

【组成】　鲜芋头50克，鲜生姜50克，面粉50克，蜂蜜适量。

【用法】　先将鲜芋头去皮，捣成糊状，再将鲜生姜捣烂取汁，加入药糊、面粉、蜂蜜，调和搅拌，敷于患处，外盖纱布，绷带包扎固定，每日1换，7日为1疗程。

【主治】　着痹。

5. 方药五

【组成】　鲜透骨草60克。

【用法】　将透骨草捣烂如泥，敷于患处，外盖纱布，胶布固定，每日1换，7日为1疗程。

【主治】 热痹。

6. 方药六

【组成】 丹参 60 克,忍冬藤 60 克,白酒适量。

【用法】 先将丹参、忍冬藤和匀,磨成细粉,加入白酒,调成糊状,敷于患处,外盖纱布,胶布固定,每日 1 换,7 日为 1 疗程。

【主治】 热痹。

7. 方药七

【组成】 川乌、草乌、生南星、附子各 30 克,炮姜、赤芍各 90 克,肉桂、白芷各 15 克,细辛 12 克,白酒适量。

【用法】 将上药共研为细末,瓶贮备用。用时取药物适量,以热白酒调匀成糊状,敷于患处,药厚约 0.5cm,包扎固定。每天换药 1 次,重者早、晚各 1 次。

【主治】 对风寒湿痹急性发作者有效。

8. 方药八

【组成】 秦艽、桂枝、羌活、独活各 30 克,桑枝 50 克,乳香、没药各 20 克。

【用法】 上药共研粗末,干炒热加适量白酒拌匀,装入布袋,敷患处。敷时不限,凉后再炒热敷,每日 2～3 次,均加酒。每剂药可用 2 天。

【主治】 关节炎风寒湿痹证。

9. 方药九

【组成】 大蒜头 100 克,李树皮 50 克,生姜 10 克,蜂蜜 6 克。

【用法】 大蒜去皮捣糊,李树皮加水 100ml 煎取 20ml,生姜取汁。再将姜汁、树皮液、蜜和蒜糊共捣匀成青糊,摊塑料布上,厚约 0.2cm,外敷关节周围,用绷带包扎固定,待局部有发热、刺痛感时,经 30～50 分钟除去敷药,暴露患部即可。每日换药 1 次。

【主治】 关节炎风寒湿痹证。

10. 方药十

【组成】　地下明珠(又名茅膏菜)球根 1～4 粒。

【用法】　压碎捻成丸(或用全草晒干研末,用水调和,做成黄豆大小丸子)贴敷患处(痛点),外用胶布固定,1 小时后揭去,出现水泡,用针挑破放出黄水,涂甲紫、消炎膏均可,至结痂。

【主治】　关节炎风寒湿痹证。

11. 方药十一

【组成】　如意金黄散 1 份,芙蓉叶细末 1/5 份。

【用法】　上 2 味黄酒调糊敷患处。

【主治】　关节炎风寒湿痹证。

12. 方药十二

【组成】　苏叶、陈艾各 120 克,生姜、薤白各 240 克。

【用法】　上药共捣烂,和面粉作成饼,烘热贴患处。

【主治】　风湿性关节炎、关节酸痛。

13. 方药十三

【组成】　紫荆皮 30 克,赤芍、独活各 18 克,葱白 7 寸。

【用法】　上药共研细末,每次取 15 克,加葱搅捣如泥状,烘热摊纱布上,贴敷患处。

【主治】　风湿性关节炎、关节酸痛。

14. 方药十四

【组成】　川乌、防风、白芷各 30 克。

【用法】　上药共研细末,略加开水,趁势调敷痛处。适用于老人关节疼痛。

【主治】　风湿性关节炎、关节酸痛。

15. 方药十五

【组成】　蒲公英。

【用法】　上药加水煮成药液,用毛巾浸透,热敷患处。

【主治】　关节酸痛。

16. 方药十六

【组成】　干辣椒末 30 克,生姜 120 克,大葱 150 克,烧酒 120 克。

【用法】　将姜、葱捣烂如泥,再入辣椒末与酒,共同和匀,贴敷患处,直至皮肤发赤有烧灼感时除去。

【主治】　风湿性关节炎、关节酸痛。

17. 方药十七

【组成】　菖蒲 120 克,生骨碎补 250 克。

【用法】　上药捣碎、炒热,以布包敷患处。

【主治】　风湿性关节炎、关节酸痛。

18. 方药十八

【组成】　白芥子。

【用法】　上药研为细末,用鸡蛋清调敷,约 3 小时洗去。

【主治】　风湿性关节炎、关节酸痛。

19. 方药十九

【组成】　白芥子、生姜。

【用法】　上药同研涂贴患处。

【主治】　风湿性关节炎。

20. 方药二十

【组成】　芥子末、百草霜、面粉、白醋。

【用法】　上药调敷患处,3 小时去掉。

【主治】　风湿性关节炎。

21. 方药二十一

【组成】　葱白 10 根,生艾叶 60 克,生骨碎补 15 克,生姜汁半杯。

【用法】　前 3 味共捣烂,与生姜汁和后敷于患处,每日换 1 次。

【主治】　风湿性关节炎、关节酸痛。

22. 方药二十二

【组成】　木芙蓉叶。

【用法】　上药晒干,研末,冷茶调敷患处。

【主治】　痹证。

23. 方药二十三

【组成】　食盐 500 克,小茴香 120 克。

【用法】　上药共入锅内炒热,布包熨痛处,凉了再换,往复数次。

【主治】　寒湿疼痛。

24. 方药二十四

【组成】　食盐 500 克,小茴香 120 克。

【用法】　上药共入锅内炒热,布包熨痛处,凉了再换,往返数次。

【主治】　寒湿关节痛。

25. 方药二十五

【组成】　白芥子、山栀子各 20 克,芦荟、白芷、川乌、草乌、皂角、桃仁、红花、杏仁、草决明、使君子、甘遂各 10 克,细辛、白胡椒各 5 克,冰片 2 克。

【用法】　上药共研细末,装瓶备用。随病取穴:坐骨神经痛取命门、阳关、环跳、大肠俞、风市、外丘、地五会等;肩周炎取肩井、肩髃、肩贞、天宗、肺俞、大椎、手三里等;踝关节痛取三阴交、申脉、解溪、商丘;腰痛取命门、阳关、大肠俞等;网球肘、足跟痛、足背痛用大块贴患处;膝关节痛取内、外膝眼、鹤顶或大块贴膝盖部,类风湿性关节炎、产后身痛、腰腿痛参照上述方法选穴和痛点、痛处。每次取 7～8 穴,取本品 5～8 克,鲜姜汁调成糊状,摊于硬纸上贴穴位或痛处,胶布固定。每次贴 48～72 小时,每穴贴后休息半月,待皮肤恢复后再贴。

【主治】　痹证。

26. 方药二十六

【组成】　透骨草 60 克。

【用法】 上药泥状敷于患处。

【主治】 风湿性关节炎。

27. 方药二十七

【组成】 乌头 30 克,干姜、良姜、白胡椒、细辛、肉桂、丁香各 15 克。

【用法】 上药共研细末,每用 1 匙,加白面 1 匙,和匀,用生姜、葱白煎取汁调成膏状,摊于布上,贴患处,固定 1 夜,晨起去之。

【主治】 痹证。症见四肢关节、足背、小腹两侧、腰部冷痛,或有结块。

28. 方药二十八

【组成】 川乌、草乌各 30 克,苍术 60 克。

【用法】 上药共研细末,调酒加温敷痛处。

【主治】 风湿痛。

29. 方药二十九

【组成】 蚕沙适量。

【用法】 上药炒热,包敷患处。

【主治】 风痹肢体麻木不仁。

30. 方药三十

【组成】 生草乌、生南星、官桂、干姜、樟脑、赤芍、白酒各适量。

【用法】 上药研细末,酒调糊状敷患处,用塑料薄膜包扎以防挥发。每日敷 1 次,每次 2 小时,10 次为 1 疗程。

【主治】 风湿,类风湿,痛风,颈、肩、肘、腰、膝、髋关节炎、扭伤,外伤性关节炎等。

31. 方药三十一

【组成】 桑枝 60 克,秦艽 30 克,鸡血藤 30 克,海风藤 30 克,羌活 30 克,独活 30 克,当归 15 克,防己 10 克。

【用法】 将桑枝、秦艽、鸡血藤、海风藤、羌活、独活、当归、防已和匀,磨成粗粉,加水调成糊状,敷于患处,外盖纱布,胶布固定,每日 1 换,7 日为 1 疗程。

【主治】　行痹。

第五节　类风湿性关节炎

【概述】

类风湿性关节炎简称类风湿,是以慢性、对称性、多发性关节炎为主的一种全身性的自身免疫性疾病。病因可能与遗传、免疫球蛋白缺陷、T 细胞功能异常、环境中的抗原物质等因素有关。受累的关节以双手、腕、膝、足为多见,常侵犯小关节。发病年龄多在 20～45 岁,女性发病率高于男性。

【治疗】

1. 方药一

【组成】　防风、防己、秦艽、桑枝、地龙、血竭、全蝎、赤芍、丹参、生石膏、大黄、滑石、土茯苓、炙马前子、苡仁、菟丝子、冰片。

【用法】　将上药为末,以米醋、酒、蜂蜜调成糊状外敷于受累关节(热象者,皮肤潮红,触诊灼热,以醋调敷;寒象者,皮肤苍白,触诊冰冷,喜温恶寒,用酒调敷;寒、热象不明显者,用蜂蜜调敷),厚度以 0.2～0.3cm 为佳,每次用药 1.5～2 小时,待药糊变干后,即以温水洗净,早晚各 1 次。

【主治】　类风湿性关节炎。

2. 方药二

【组成】　生半夏 30 克,生栀子 60 克,生大黄 15 克,桃仁 10 克,黄柏 15 克,红花 12 克。

【用法】　将上述诸药共研为末,用醋调匀,敷贴于患处。每日 1 次,10 次为 1 疗程。

【主治】　类风湿性关节炎。

3. 方药三

【组成】 白芷 30 克,大黄 50 克,黄柏 30 克,制乳香 15 克,制没药 15 克。

【用法】 将上述诸药研为细末,用开水调为膏状,外敷于患处。每日 1 次。10～12 次为 1 疗程。

【主治】 类风湿性关节炎。

4. 方药四

【组成】 草乌、川乌各 10 克,茅术 1 克,当归、红牛藤、生香附各 10 克,鸡血藤、独活、郁金各 6 克,木瓜 12 克,细辛 3 克。

【用法】 将上药同研细末,再将生姜 250 克捣碎,与上药末调和均匀,用 70%的酒精调成糊状,适当加热后敷患处,敷前在患处薄涂一层凡士林,每天或隔天敷 1 次,每次 2～4 小时。

【主治】 类风湿性关节炎。

第六节　痛　　风

【概述】

痛风是一组嘌呤代谢紊乱所致的疾病,男性为见,其临床特点为高尿酸血症,及由此引起的痛风性急性关节炎反复发作、痛风石沉积、痛风石性慢性关节炎和关节畸形,常累及肾脏,引起慢性间质性肾炎和尿酸肾结石形成等一系列病症。其中原发性痛风最多见的是急性痛风性关节炎,起病急骤,好发于下肢关节,数小时内可达到高峰,关节及周围软组织出现明显热痛,且以半夜起病多见,持续数天至数周完全缓解,但可反复发作。中医把痛风归属于"白虎节风"、"痹证"等范畴,其病因病机主要为风寒湿、风湿热等邪气客于肾经,血脉瘀滞及血气虚劳不能营养关节、腠理等多个因素。

【治疗】

1. 方药一

【组成】　芙蓉叶、生大黄、赤小豆各等份。

【用法】　上药共研极细末,按 4∶6 之比加入凡士林调和为膏,敷患处,每日 1 次。

【主治】　急性痛风性关节炎。

2. 方药二

【组成】　野蒿、蛇莓、桔梗、防风、川芎、川椒、羌活、大黄、细辛、当归各 60 克,乌头、升麻、附子各 30 克,巴豆 30 枚。

【用法】　上药共研细末,过 100 目筛,另取生姜汁、大蒜汁、醋各 500ml,煎浓缩液 600～700ml,加上药末调为糊状,置消毒敷料上,厚约 0.5cm,外敷患处,胶布固定,每日 1 次,30 天为 1 疗程。

【主治】　痛风性关节炎。

3. 方药三

【组成】　泽兰、赤芍、姜黄各 200 克,大黄、栀子、黄柏各 150 克,生地、生南星、玄参各 100 克,白花蛇 10 克。

【用法】　上药共研细末,过 60 目筛,以饴糖、蒸馏水、凡士林共制为膏。用时敷患处,上盖棉垫,胶布固定,每天 1 换。

【主治】　痛风性关节炎。

4. 方药四

【组成】　蒲公英 500 克,大黄 220 克,苏木 100 克,土鳖虫 200 克,泽泻、当归、刘寄奴各 250 克,五灵脂 650 克,蒲黄、三七、没药各 200 克,丹参、老鹳草各 300 克。

【用法】　上药烘干研末,过 80 目筛,装瓶备用。以梅花针重叩患处出血,拔罐使出血 5～20ml,约 10 分钟后取罐。取上药适量,用蜂蜜、陈醋调糊,敷患处,纱布包扎固定,并适时以陈醋湿润敷药,隔日治疗 1 次。

【主治】　痛风性关节炎。

5. 方药五

【组成】　独活、苍术、黄柏、丹皮、泽泻各 15 克,白芷、郁金、大黄、牛膝各 25 克,板蓝根 30 克。

【用法】　上药制成浸膏,用 3 层无菌纱布浸渍成敷贴,每贴含生药 10 克,外贴患处,绷带包扎,每日 1 次,7 天为 1 疗程。

【主治】　痛风性关节炎。

6. 方药六

【组成】　淮药刺山柑(野西瓜)1 枚。

【用法】　上药捣糊状,纱布包敷患处,塑料纸隔离,每次 15～30 分钟,每日 1 次,5 次为 1 疗程,一般治疗 2 疗程。

【主治】　痛风及风湿性关节炎。

7. 方药七

【组成】　蚂蚁、秦皮各 100 克,草薢、虎杖各 50 克,六轴子、川芎、赤芍各 30 克,桂枝 20 克,甘草 10 克。

【用法】　上药共研细末。用时加凡士林适量,薄荷油 2～5ml,调膏摊于棉纸上,敷患处,固定。3 天换药 1 次,3 次为 1疗程。

【主治】　痛风。

8. 方药八

【组成】　黄柏 90 克,延胡索、血通各 30 克,血竭 9 克,木香 24 克,白芷 20 克,羌活、独活各 16 克,丹皮 40 克,生大黄、蒲公英各 60 克。

【用法】　上药共研细末,过 80 目筛,用水、蜂蜜各半,煎药末约 4 分钟,为糊,摊纱布上外敷,每日 1 次,以 1 周为 1 疗程。

【主治】　痛风。

9. 方药九

【组成】　大黄、栀子各 5 份,黄柏 4 份,黄芩 3 份。

【用法】　上药共研细末,过 80 目筛,制为四黄散,用时加温开水调匀,外敷患处,3 天换药 1 次。7 天为 1 疗程。

【主治】　急性痛风性关节炎。

10. 方药十

【组成】　①生草乌、生川乌、生栀子、乳香、没药、羌活、蒲公英、苏木、细辛、生蒲黄;②当归、红花、樟脑、黄柏、独活;③丁香、血竭等。

【用法】　上 3 组药按 4∶2∶1 配比,研细末,加蜂蜜适量,温开水调,摊纱布上,外敷患处,绷带包扎。2～3 日 1 换。

【主治】　痛风性关节炎。

第七节　软组织损伤

【概述】

　　软组织损伤是指除骨骼以外的组织损伤,包括筋膜、肌腱、韧带、皮下组织、肌肉、关节囊及关节软骨等。软组织损伤实际上就是中医所说的"筋伤"。中医认为,筋以柔为顺,具有司运动的功能。如果遭受暴力的撞击、重物挫压、跌打或因动作不协调,发生岔气、闪腰等,加上受风寒湿之邪侵袭,就会使气滞血瘀,筋失其位,或络脉痹阻,筋失其柔,而引起软组织结构破坏或功能障碍。

【治疗】

1. 方药一

【组成】　生栀子、生韭菜各等量。

【用法】　将上两味药混合捣烂后用鸡蛋清调匀如糊状,然后均匀地敷于患处,敷药的厚度约为 2～4cm(如有骨折,应固定后再敷),外用纱布固定。每天换药 1 次,一般敷 3～5 次即愈。

【主治】　闭合性软组织损伤或小腿扭伤、踝关节扭伤、肿痛等。

2. 方药二

【组成】　川乌、草乌各 15 克,麻黄 50 克,炙马前、土鳖虫、红花、乳香各 10 克。

【用法】　将上药研成粉末,装瓶备用。用时以白酒调匀敷患处。每天 1 次,敷至治愈为止。

【主治】　关节扭伤。

3. 方药三

【组成】　参三七、三棱、归尾各 70 克,红花、樟脑各 120 克,生川乌、生草乌、五加皮、木瓜、牛膝各 50 克,六轴子 20 克。

【用法】　将上药浸入 70％酒精 6000ml 内备用。用时将药液蘸湿多层的纱布,然后敷于患处,每天换药 2～3 次。

【主治】　各种急、慢性软组织损伤。

4. 方药四

【组成】　新鲜酢酱草(全草)适量,食盐少许。

【用法】　将新鲜酢酱草用清水洗净,加入食盐捣烂成酱,装入瓶内备用。用时将上药敷于患处,纱布包扎固定,每天换药 1 次。

【主治】　扭伤、血肿。

5. 方药五

【组成】　红花、赤芍、白芷、栀子、桃仁、乳香、没药各 15 克,大黄 30 克。

【用法】　将上药研为粉末,用酒(白酒或酒精均可)调成糊状,外敷患处,外用塑料纸包扎好,干燥后取下,再加入白酒调敷,反复应用 3～4 次后弃去。如尚未治愈,可另取上药重新调敷,每天敷 2～4 次,一般敷 2～4 日即愈。

【主治】　闭合性软组织损伤。

6. 方药六

【组成】　乳香、没药、白芍、川乌各 3 克,桃仁、杏仁、骨碎补各 10 克,韭菜子 6 克。

【用法】　将上药研为粗末备用。用时取适量的药末,用鲜山药打汁或鸡蛋清(也可用蜂蜜或凡士林)适量,调成软膏状,敷贴于患处,外加纱布包扎,每 2～3 天换药 1 次。如有骨折先进行复位后再敷药。

【主治】　跌打扭伤,劳损酸痛,风湿疼痛,手术瘢痕痛等。

7. 方药七

【组成】　黄柏、生半夏、五倍子、面粉各等份,食醋适量。

【用法】　先将面粉及五倍子共炒热,置冷却后与余药共研为细末,过筛即成,瓶贮备用。用时加入适量的食醋调成糊状,武火煮热即成泥膏。然后将泥膏涂敷于损伤的皮肤上,再用纱布包扎固定。每天换药 1～2 次,敷至治愈为止。

【主治】　闭合性软组织损伤。

8. 方药八

【组成】　血竭、生蒲黄、生大黄、黄柏、红花各 150 克,赤芍、苏木各 120 克,儿茶、白芷、木香、延胡索、海桐皮、乳香、没药各 90 克,冰片 60 克。

【用法】　将诸药(除冰片外)置于 80℃ 以上的热锅内烘干,研成粉末,然后加入冰片混匀备用。用时根据软组织损伤的范围大小,取药粉适量,与温开水调成糊状,涂布于纱布或棉纸上(药厚约 0.5cm)敷于患处,再以绷带固定。每天换药 1 次,一般换药 2～5 次可愈。

【主治】　急性闭合性软组织损伤。

9. 方药九

【组成】　生大黄 15 克,柴胡 15 克,红花 12 克,羌活 10 克,独活 10 克。血瘀重者加急性子;气滞为主者加沉香、木香;伤筋者加神筋草。

【用法】　上方煎得药汁 300ml,用毛巾蘸药液,温度适中时敷盖患处,不断交替更换毛巾,每次敷 30 分钟,每日 1 次,总疗程 7 天。

【主治】　各种软组织损伤,扭伤,挫伤。

10. 方药十

【组成】 新鲜山橘叶适量。

【用法】 每用上叶 6～8 片重叠好外敷关节肿胀处,绷带包扎,露叶两端,每天换药 1 次。

【主治】 关节扭伤。

11. 方药十一

【组成】 白芷、防风、牛膝、当归、乳香、没药、公英、地丁、大黄、木瓜各适量。

【用法】 上药共研粉,调成糊状敷于患处,以外翻小夹板固定,每日更换 1 次,7 天为 1 疗程。

【主治】 踝关节扭伤。

12. 方药十二

【组成】 鲜土牛膝适量。

【用法】 将土牛膝捣烂加少许食盐和匀,敷患处,外绷带固定,每日 1 次。

【主治】 踝关节扭伤,局部肿痛,行走困难。

13. 方药十三

【组成】 鲜韭菜 250 克,食盐 3 克,白酒 30 克。

【用法】 韭菜切碎,放盐拌匀,捣烂如泥,敷于患处,纱布包扎,再将酒分次倒于纱布上,保持湿润为度。3～4 小时除去。第 2 日再敷 1 次。

【主治】 四肢关节扭伤。

14. 方药十四

【组成】 轻粉 12 克,红花 3 克,乳香 12 克,儿茶 6 克,血竭 12 克,麝香 0.6 克,蛇蜕 6 克,头发 6 克,冰片 3 克,蜂蜡 60 克,黄丹 60 克,香油 250 克。

【用法】 将上药制成外用软膏,敷于患处。

【主治】 跌打损伤,局部瘀肿疼痛,或伤筋,关节肿胀,活动不利。

15. 方药十五

【组成】 大黄、黄芩、黄柏、黄栀子各等份。

【用法】 上药研细末,用白酒调敷患处,每日1次。备注:又方大黄、花粉各12克,栀子、红花各7.5克,共焙干研成细末,加面粉等量搅匀,再冲鸡蛋清和入,以湿透为度,敷于患处,隔日换1次。

【主治】 跌打损伤。

16. 方药十六

【组成】 凤仙花、茜草、大黄各9克,蒲黄6克(生、炒各半)。

【用法】 共研末,酒调敷伤处,每日1次。

【主治】 跌打损伤。

17. 方药十七

【组成】 苎麻根。又方:野苎麻根60克(嫩的部分)。

【用法】 捣烂外敷。又方:捣烂加醋少许外敷,均每日1换,连用3~5天。

【主治】 跌打损伤。

18. 方药十八

【组成】 野苎麻根90克,松香120克。

【用法】 先把苎麻根捣烂,再加松香油、老醋共同捣匀,敷伤处,每日1换。备注:此药对肿痛发热有效。

【主治】 跌打损伤。

19. 方药十九

【组成】 蓖麻子250克,苎麻根180克。

【用法】 上药同捣敷伤处,每日1次。备注:本方适用于创伤初起。

【主治】 跌打损伤。

20. 方药二十

【组成】 泽兰60克,螃蟹1~2个。

【用法】 上药共同捣烂包痛处。

【主治】 跌打损伤。

21. 方药二十一

【组成】 生大黄 500 克,桃仁 50 克,土鳖虫 100 克,红花 100 克,细辛 40 克。

【用法】 上药共研细末备用。用时取适量加白酒调糊,敷于患处,绷带固定,每日 1 换。

【主治】 闪腰岔气血瘀证。

22. 方药二十二

【组成】 红花、赤芍、白芷、栀子、桃仁、乳香、没药各 15 克,大黄 30 克。

【用法】 上药共捣细末,用酒调成糊状,外敷患处。干后取下再加酒调敷,用 4 次后除去。

【主治】 急性腰扭伤。

23. 方药二十三

【组成】 生大黄 60 克,葱白头 5 根,生姜适量。

【用法】 将大黄研成细粉调入生姜汁半小杯,加开水适量,调糊状备用。用时,将葱白头捣烂炒热,用布包好,在痛处揉擦至局部皮肤发红、觉烧灼感为止,然后以 1/4 上药敷患处,盖以纱布,每日 1 次。

【主治】 急性腰扭伤。

24. 方药二十四

【组成】 川椒、食盐各 30 克,白酒 250ml。

【用法】 川椒、食盐泡酒,浸泡愈久愈好。擦腰部,再用掌根揉擦腰部。

【主治】 急性腰扭伤。

25. 方药二十五

【组成】 栀子 4 份,乳香 2 份,黄连 1 份,细辛 1 份,三七 1 份,樟脑 1 份,食醋适量。

【用法】　上药分别碾细后混合,装瓶密封。用时洗净患部,药粉加醋调敷,盖上油低,纱布包裹,胶布固定。药干后加醋调再用或更换。

【主治】　急性腰扭伤。

26. 方药二十六

【组成】　栀子 50 克,生大黄 30 克,姜黄 30 克,红花 10 克,茶油适量。

【用法】　上前 4 味共研细末,以茶油调成糊状,外敷患处,绷带包扎,每日 1 换。

【主治】　急性腰扭伤属血瘀证。

27. 方药二十七

【组成】　生姜 60 克,生大黄 30 克,冰片 1.5 克。

【用法】　后 2 味研末,生姜取汁,共加开水适量调糊。先用葱白头 5 根,捣烂,炒热,布包擦痛处皮肤发红,敷前药,包扎固定,每日 1 换。

【主治】　急性腰扭伤属气滞证。

28. 方药二十八

【组成】　栀子适量。

【用法】　上药研末,用温开水加少量白酒调糊,敷伤处,上盖油纸,绷带包扎,隔日 1 换。又方加乳香末适量,或面粉适量,鸡蛋清 1 个。

【主治】　急性腰扭伤气滞证。

第八节　骨　折

【概述】

由于外力或病理性因素,使骨或骨小梁发生断离,失去完整性称骨折。因外力作用使正常骨皮质发生骨折者称外伤性骨折,若骨骼本身已有病变(如骨髓炎、骨结核、骨肿瘤等),加上受轻度外力作用而发生骨折者称病理性骨折。发生骨折后主要表现是局部肿胀,出现瘀血斑,有疼痛和压痛,功能发生障碍等。诊断时只要经过摄X线片检查就能确诊。

【治疗】

1. 方药一

【组成】 川芎、生草乌、生半夏各120克,麻黄90克,蟾酥30克,生南星120克,老松香1500克,砂仁30克。

【用法】 将上8味药共研成粉末,加入高粱酒(白酒或酒精均可)调匀成膏状,摊于油纸上,然后敷于整复后的骨折部位,并用绷带和夹板固定好,2～3天换药1次。

【主治】 骨折。

2. 方药二

【组成】 生草乌、生川乌、羌活、生半夏、生栀子、生大黄、生木瓜、路路通各250克,生蒲黄、旋复花、苏木各180克,赤芍、红花各125克,紫荆皮500克。

【用法】 将上药研为细末,用饴糖或蜂蜜调匀敷于骨折处。每3～5天换药1次。

【主治】 跌打损伤及整复后的骨折。

3. 方药三

【组成】 乌蔹莓根100克。

【用法】 将上药研成细末,倒入适量沸水,搅拌成糊状,再加入少量酒精调匀,然后将上药摊于纱布上,并包扎在已经复位好的骨折患处,用绷带夹板固定好。每星期换药1次,一般1～2星期肿胀消退,4～5星期能恢复功能。

【主治】 各型骨折。

4. 方药四

【组成】 土鳖虫18克,生半夏、自然铜各30克。

【用法】　上药醋炒捣研为末,酒调外敷。

【主治】　骨折。

5. 方药五

【组成】　刘寄奴、萆薢、大蓟、小蓟、羌活、独活各 12 克,桑枝、川芎各 9 克,大黄、红花、土鳖虫各 6 克。

【用法】　将上药研成细末,过筛后放入瓶内备用。用时以白酒调成膏状,然后敷于已复位的骨折部位,夹板固定。每 3～5 天换药 1 次。

【主治】　一切伤后血络不活、筋缩作痛的骨折。

6. 方药六

【组成】　续断、木瓜、马钱子、乳香、没药、川芎、血竭、土鳖虫、威灵仙各等份。

【用法】　上药共研细末,加适量黄酒、凡士林调制成膏,敷贴在手法整复后的骨折伴脱位处再施包扎固定。3～4 天更换,3 周后行功能锻炼。

【主治】　肱骨大结节处骨折伴肩关节脱位。

7. 方药七

【组成】　接骨草 6 份,大黄、黄芩、黄柏、黄连各等份。

【用法】　上药研细末,用时取药适量,加等量香油或凡士林,文火煎至膏状,待凉后敷骨折部位,2～4 天换药 1 次。

【主治】　骨折。

8. 方药八

【组成】　土鳖虫、血竭、龙骨各等份。

【用法】　上药研末,水调敷患处。

【主治】　骨折。

9. 方药九

【组成】　苏木 9 克,桃仁 12 克,广木香 12 克,土鳖虫 9 克,生大黄 21 克,当归 18 克。

【用法】 上药共研细末,调蜂蜜或凡士林涂纱布,敷贴骨折处。

【主治】 骨折初期青紫肿胀。

10. 方药十

【组成】 活柳木锯末 9 克,川椒 7 粒,自然铜 9 克,公牛角炭、荞麦面各 30 克,榆白皮 30 克。

【用法】 上药研细末,装瓶。用时陈醋 500 克煎沸,置药末煎糊状,摊置布上,趁热敷伤处,7 日揭去。

【主治】 骨折。

11. 方药十一

【组成】 公牛角 1 个,榆树皮、陈醋各适量。

【用法】 上药共研细末,醋调敷患处。

【主治】 骨折。

12. 方药十二

【组成】 黄牛角 1 个,榆树皮(焙干)、青杨树皮(焙干)各 150 克。

【用法】 将黄牛角边烧边刮,刮完为止,二皮研末,3 味共调黄米粥为膏,摊布敷患处。

【主治】 骨折。

13. 方药十三

【组成】 鲜榆树皮 30 克,生菜子 30 克,甜瓜子 3 克,香油适量。

【用法】 上药共捣为泥,敷患处。

【主治】 骨折。

14. 方药十四

【组成】 苎麻根、榆树皮各等份。

【用法】 上药共捣为泥,敷患处。

【主治】 骨折。

15. 方药十五

【组成】 落得打、伸筋草各 12 克,桑寄生、全当归、草乌、独活各 9 克,红花 4.5 克,桂皮 3 克。

【用法】　上药共研细末,将药装纱布袋封口,入煎,煮沸后待稍冷用毛巾浸湿包敷于患处,每敷 15～20 分钟,每日 2 次,每剂药可用 3 天。

【主治】　骨折后功能恢复期。

16. 方药十六

【组成】　初生松树二层皮适量(捣烂),鸭蛋清 8 个。

【用法】　先将断骨复位,以松皮调鸭蛋清膏外敷,再用鲜黄柏皮(用整大块)水浸软外扎。2 天换 1 次,连换 3 次。

【主治】　骨折及骨碎。

17. 方药十七

【组成】　大黄、苎麻根各 30 克。

【用法】　上药共捣细末,以开水加酒 6 克,同拌敷于患处绑扎。

【主治】　骨折及骨碎。

18. 方药十八

【组成】　白芷、生半夏、白及各等份。

【用法】　上药共研细末,敷患处。

【主治】　跌打、鼻梁骨折,并疗金疮。

19. 方药十九

【组成】　土鳖虫、五加皮、全蝎各 9 克,鸡蛋清适量。

【用法】　前 3 味共研细末,鸡蛋清加水调匀,用麻纸摊抹,敷患处,7 天换药 1 次。

【主治】　骨折。

20. 方药二十

【组成】　生南星、生半夏、生草乌、樟脑各 120 克。

【用法】　上药共研细末,用药粉 30～90 克,加 1/3 量的白糖和适量烧酒调和摊油纸上,敷贴患部,隔 7 天换 1 次。

【主治】　骨折。

21. 方药二十一

【组成】　紫荆皮、骨碎补各 9 克，五加皮、川续断、川牛膝各 5 克，红花、姜黄各 4.5 克。

【用法】　上药共研细末，黄酒拌匀作饼，敷骨折处，每日黄酒将敷药淋湿，5 天 1 换。

【主治】　骨折。

第九节　骨质增生

【概述】

骨质增生症又称为增生性骨关节炎、骨性关节炎（OA）、退变性关节病、老年性关节炎、肥大性关节炎，是由于构成关节的软骨、椎间盘、韧带等软组织变性、退化，关节边缘形成骨刺、滑膜肥厚等变化，而出现骨破坏，引起继发性的骨质增生，导致关节变形，当受到异常载荷时，引起关节疼痛、活动受限等症状的一种疾病。分原发性和继发性两种。骨质增生是一种多发病、常见病。

【治疗】

1. 方药一

【组成】　芙蓉叶、七叶一枝花、透骨草、川芎、威灵仙、鸡血藤、生南星、川续断、生地、骨碎补各等份。

【用法】　上药研末，温开水调糊状，加适量凡士林及冬绿油做成膏剂，敷患处。每两日更换 1 次。

【主治】　增生性关节炎、膝关节变形、膝关节肥大等。

2. 方药二

【组成】　当归、樟脑、马钱子、干姜、生地、川乌、法夏、大黄、红花、细辛、桃仁、乳香、没药、过山龙、活血藤、黄芩、续断等。

【用法】　上药共研细末，凡士林调膏，外敷骨质增生处及痛点,3 日换 1 次,1 个月为 1 疗程。

【主治】　骨质增生。

3. 方药三

【组成】　川芎适量。

【用法】　川芎研细末,盛小布袋内,治肥大性脊椎炎,将小布袋敷痛处。治根骨骨刺,将小布袋垫鞋内,袋内药 1 周更换。

【主治】　肥大性脊椎炎、跟骨骨刺。

4. 方药四

【组成】　制草乌、川芎各 50 克,白酒适量。

【用法】　上药分研细末,混匀后置瓶内备用。用时将药末 10 克加上好白酒适量调成糊状,匀摊于纱布上,贴敷痛处。每日 1 次,15 天为 1 疗程。

【主治】　骨刺,尤以跟骨刺为效。

5. 方药五

【组成】　当归 20 克,川芎、乳香、没药、栀子各 15 克。

【用法】　上药研细末,将药末放在白纸上,药粉面积按足跟大小,厚约 0.5cm,然后放热水杯上加温加压后,药粉显片状,放置患足跟或装入布袋内置于患处,穿好袜子。

【主治】　跟骨骨刺。

6. 方药六

【组成】　川乌 30 克(以生者为优),白酒适量(粮食酒为好)。

【用法】　川乌研细末加白酒调糊,脚洗净,药糊平摊敷足跟包扎,足量。

【主治】　跟骨骨刺疼痛。

7. 方药七

【组成】　仙人掌。

【用法】　刮去仙人掌毛刺,纵剖,剖面敷足跟痛处,外固定,12 小时 1 换。冬季将剖面加热后敷,一般晚上敷贴,治疗期间穿布底鞋,适当活动。

　　【主治】　足跟疼痛,不能履地。

第十节　腰椎间盘突出症

　　【概述】

　　腰椎间盘突出症是指腰椎间盘的纤维环破裂,使位于其中的髓核向外脱出,压迫邻近的神经根,引起腰腿痛的综合征。绝大多数好发于腰椎 4~5 和腰 5~骶 1。本病是腰腿痛的常见原因。好发于青壮年,男性多于女性。

　　【治疗】

　　方药

　　【组成】　牡丹皮、马钱子、两面针、秦艽、洋金花,按 3：0.5：3：3：0.5 配药。

　　【用法】　上药研粉,用水、蜜调制糊状热敷穴位,用时每穴每次 5~10 克,隔日 1 次,每次 6~8 小时,15 次为 1 疗程。

　　【主治】　腰椎间盘突出症。

第十一节　鹤　膝　风

　　【概述】

　　鹤膝风以膝关节肿大疼痛,而股胫的肌肉消瘦为特征,其形似鹤膝,故名鹤膝风,大多由“类风湿关节炎”或“历节风”发展而成。

　　【治疗】

　　1. 方药一

　　【组成】　豆腐渣适量。

　　【用法】　上药蒸热,乘热贴敷患处,每日 1 换。

　　【主治】　鹤膝风。

2. 方药二

【组成】　芙蓉叶、菊花叶各 15 克。

【用法】　上药研粗末,拌米饭适量捣匀,贴敷患处,每日 1 换。

【主治】　鹤膝风。

3. 方药三

【组成】　乳香、没药、红花、儿茶各 180 克,龙骨、陈皮各 135 克,白及 240 克。

【用法】　上药共研细末,醋调后发酵 24 小时,成浆状,抹于布上,如铜钱厚,药糊敷略大于病灶区,隔日 1 换。

【主治】　鹤膝风。

4. 方药四

【组成】　无名异 15 克,地骨皮 15 克,乳香、没药各 45 克,麝香 0.3 克。

【用法】　上药共研为细末,用鲜车前草绞汁加酒,调药末成糊状,摊白布上敷患处。

【主治】　鹤膝风。

5. 方药五

【组成】　白芥子 10 克,白芷 10 克,乳香 2 克,生土牛膝 20 克。

【用法】　上药捣烂,加蜜糖 60 克和匀,敷膝肿处,敷后盖棉被,微汗即取去被。每天敷 1 次,连敷数日。

【主治】　鹤膝风。

6. 方药六

【组成】　生草乌 20 克,甘松根 20 克,细辛 10 克,肉桂 10 克,麻黄 20 克,干姜 100 克,白芥子 20 克,川芎 50 克。

【用法】　上药共研细末和匀,取少许药末拌入普通膏药中,贴膝部。

【主治】　鹤膝风局部冷痛无热象者。

第十二节　肋软骨炎

【概述】

肋软骨炎是指胸肋软骨与肋骨交界处非炎症性的肿胀疼痛。其病因不明,一般认为与劳损或外伤有关,好发于上臂长期持重的劳动者。多见于 20～30 女性,男与女之比为 1:9。发病有急有缓,急性者可骤然发病,感胸部刺痛,跳痛或酸痛;隐袭者则发病缓慢,在不知不觉中使肋骨与肋软骨交界处呈弓状、肿胀、钝痛,有时放射至肩背部、腋部、颈胸部,有时胸闷憋气,休息或侧卧时疼痛缓解,深呼吸、咳嗽、平卧、挺胸与疲劳后则疼痛加重。

【治疗】

1. 方药一

【组成】　生大黄、黄连、黄柏各 30 克,乳香、没药各 15 克。

【用法】　上药共研细末,加醋适量调成糊状,每日 1 料,分 2 次外敷患处。

【主治】　非化脓性肋软骨炎。

2. 方药二

【组成】　丁香、肉桂各等量。

【用法】　上药研细末,用时取少许撒痛处,外贴胶布 2 层,1 昼夜后取下。洗去原药,过 1 小时后如法外用,连用 3～7 天,如效不显著,加贴相对骨部穴位。

【主治】　肋软骨炎。

3. 方药三

【组成】　生南星、生半夏、生草乌、狼毒各 50 克,甘松、山柰各 25 克。

【用法】　上药共研细末,与鸡蛋清适量调匀,外敷患处,每日换药 1 次。

【主治】　肋软骨炎。

4. 方药四

【组成】　生川乌、生草乌、生南星、生半夏、生白附子各50克。

【用法】　上药共研细末混匀,分成6～8份。根据病变部位之大小取适量药末,加面粉少许,用温水或蜂蜜调成糊,每晚临睡前外敷患处,并于次晨取下,无过敏反应者可连续外敷24小时。为保持敷药湿润,应每隔7～8小时调湿再敷。

【主治】　肋软骨炎。

5. 方药五

【组成】　伸筋草60克,透骨草80克,川乌、草乌各20克,水蛭、土鳖虫各15克。

【用法】　上药煎汁,趁热浸透多层纱布,敷于压痛明显部位,每日2～3次,每次30分钟。

【主治】　肋软骨炎。

6. 方药六

【组成】　荆芥、防风、乳香、没药、胡椒面各10克。

【用法】　上药共研细末,盛布袋并喷洒酒、醋适量,将布袋置患处上加热熨。每次1小时,每日1次。

【主治】　肋软骨炎。

第十三节　脉　管　炎

【概述】

脉管炎全称"血栓闭塞性脉管炎",是发生于血管的变态反应性炎症,导致中小动脉节段性狭窄、闭塞,肢端失去营养,出现溃疡、坏死。是一种较顽固的血管疾病,并不是血管壁本身的一种炎症表现,与细菌感染没有关系。中医学将血栓闭塞性脉管炎归于"脱疽"范畴。

【治疗】

1. 方药一

【组成】 芒硝 60 克,乳香、没药各 20 克,透骨草 20 克,露蜂房 20 克,水蛭 15 克,地丁 30 克。

【用法】 诸药共研细末,以猪油调和敷患处,每次 1 小时,早、晚各 1 次。

【主治】 血栓闭塞性脉管炎。

【附注】 如有破溃,应局部消毒后外敷。

2. 方药二

【组成】 活壁虎 1 条。

【用法】 在壁虎尾部剪下一块稍大于溃疡面的带皮肌肉,以75％酒精洗去血迹,敷于溃疡面,消毒纱布包扎。

【主治】 血栓闭塞性脉管炎,局部溃烂。

第十四节　腱　鞘　炎

【概述】

腱鞘炎是指手和足部的关节附近肌腱与腱鞘由于长期的摩擦、慢性劳损或寒冷等刺激,发生无菌性炎性反应,局部出现渗出、水肿。久之腱鞘机化,鞘壁肥厚,管腔狭窄,肌腱在腱鞘内活动受限而引起临床症状(疼痛和功能障碍)。

【治疗】

1. 方药一

【组成】 栀子 30 克,大黄 12 克,姜黄 15 克,红花 3 克。

【用法】 上药共研细末,取适量用食油调匀,敷患处,胶布固定,5 天换药。

【主治】 腱鞘炎。

2. **方药二**

【组成】　紫花地丁适量。

【用法】　上药洗净晒干,研为细末,灭菌后用等量甘油、2倍的水煎制为膏。外敷患处,每日1剂。

【主治】　腱鞘炎。

3. **方药三**

【组成】　荆芥、防风、黑胡椒、乳香、没药各等份。

【用法】　上药共研细末,醋调为膏,敷患处,再用1cm厚纱布棉垫浸醋拧至不滴水时敷盖药膏上,再往棉垫上洒适量酒精后点燃酒精,待患部有灼热感将火捂灭,再将棉垫浸入醋中,如此反复进行,每日2次。每次10～15分钟。

【主治】　腱鞘炎。

4. **方药四**

【组成】　白芥子适量。

【用法】　上药研细末,加10:1的砂糖,用温开水调糊,储瓶备用。备大胶布一块,剪阿是穴大小的孔,以孔对穴贴胶布,取药膏适量敷胶布孔内的阿是穴,上盖敷料并固定,3～5时后局部有烧灼、蚁行感时去药,一般3小时后敷料处起泡。弄破水泡,待其自然吸收。一次未愈过7～8天,水泡吸收后再次敷药。

【主治】　桡骨茎突部狭窄性腱鞘炎。

第十五节　腱鞘囊肿

【概述】

腱鞘囊肿是指发生在关节或肌腱附近的囊肿。以腕关节背面和掌面为多见,足背、膝关节内外侧及腘窝内亦有发生。本病可为单囊或多囊,囊肿局部隆起,不与皮肤粘连,触诊边界光滑呈饱胀感,囊内充满液体,而张力很大时则显得坚硬,局部一般不痛或酸痛乏力。临床上多见于青壮年。本病属祖国医学"胶瘤"范畴。

【治疗】

1. 方药一

【组成】 乳香、没药、血竭、丁香、小青皮各 10 克,肉桂 8 克,樟脑 7 克。

【用法】 上药研末外敷,再用消炎止痛膏粘贴,每次 2～3 天。一般粘贴 10 次左右获效,囊肿位浅者,效显。

【主治】 腱鞘囊肿。

2. 方药二

【组成】 徐长卿全草(干品)200 克。

【用法】 上药浸于 75%酒精内 10 天即可,局部常规消毒,用不锈钢针穿刺囊肿,如梅花样,力求把囊肿刺透,后用浸液棉球湿敷,加盖敷料,胶布固定,并适时加液,保持湿度,隔日治疗 1 次。

【主治】 腱鞘囊肿。

3. 方药三

【组成】 红花、川芎、赤芍、皂角刺、乳香、没药各 3 克,桃仁、三菱、莪术、桂枝、当归各 2 克,山栀子 4 克。

【用法】 上药研极细末,储封备用,视肿块大小取药末适量,加少许白面及适量白酒,拌匀调糊状,敷肿块上,厚度为 1～2mm,上盖塑料膜 1 小块,以绷带包扎固定,每晚换药 1 次。

【主治】 腱鞘囊肿。

4. 方药四

【组成】 芒硝 30 克,大蒜子 5 粒,生大黄粉 3 克。

【用法】 将芒硝溶于温水内,再将大蒜捣碎纳入大黄粉,3 者调匀为糊,敷患部。每日 1 次。

【主治】 腱鞘囊肿。

第十六节　急慢性骨髓炎

【概述】

骨髓炎是指化脓性细菌感染骨髓、骨皮质和骨膜而引起的炎症性疾病,多数由血源性引起,也可由外伤或手术感染引起,多由疖痈或其他病灶的化脓菌毒进入血液而达骨组织。四肢骨两端最易受侵,尤以髋关节为最常见。临床上常见有反复发作、多年不愈,严重影响身心健康和劳动能力。急性骨髓炎起病时高热、局部疼痛,若诊断不及时转为慢性骨髓炎时会有溃破、流脓、有死骨或空洞形成。

【治疗】

1. 方药一

【组成】　蜈蚣、松香各等份,蓖麻仁适量。

【用法】　前 2 味研细末,与蓖麻仁共捣如泥外敷。

【主治】　骨髓炎。

2. 方药二

【组成】　花蛛蛛 8 份,冰片 1 份,樟脑 1 份,公丁香 1 份。

【用法】　上药分别研粉拌匀,装瓶备用。用时常规清疮面,再将药末塞入瘘道内,伤湿止痛膏封闭。有死骨取出死骨再塞药末。无破损、溃疡,药末外敷,伤湿止痛膏封闭。2～3 日换药 1 次,脓多者,每日换药 1 次。10～20 日为 1 疗程。

【主治】　慢性化脓性骨髓炎。

3. 方药三

【组成】　新鲜野葡萄根去表皮,洗净,适量鸡蛋、香油、白酒、苯甲酸钠。

【用法】　每 500 克新鲜野葡萄根捣栏后加鸡蛋清 4 个、香油 60 克、白酒 5ml、苯甲酸钠 2.5 克搅拌,制成药膏备用。另新鲜野葡萄根内皮捣汁,浸湿纱条,高压消毒备用。上制品宜瓷瓶储存。用时前洗净表面皮肤,外敷药膏 0.2cm 厚,如表皮坚硬先撒0.15cm 藤黄粉再敷药膏,患处破溃,则以纱条引流,再敷药。每日更换 1 次。

【主治】 骨髓炎。

4. 方药四

【组成】 鲜萍全草 30 克,活泥鳅 2 条。

【用法】 泥鳅水养 24 小时,保留体表黏滑物质,洗后用冷开水浸洗 1 次,将鲜萍、鳅同捣烂敷患处,每日 1 次,2 周为 1 疗程。

【主治】 急慢性骨髓炎。

5. 方药五

【组成】 乳香、没药各 10 克,三七 40 克,阿胶珠 15 克,白芷5 克,醋适量。

【用法】 将上药研细粉,以醋调糊状,贴于患处。

【主治】 骨髓炎急性期。

6. 方药六

【组成】 芜菁菜子适量。

【用法】 将上药捣研细末,以纱布包裹,敷患处,每天更换 1 次。

【主治】 骨疽不愈,碎骨从疮口穿出,骨结核,骨坏死,骨髓炎等。

7. 方药七

【组成】 山奈、三七、珍珠粉各 15 克,乳香、没药、血竭各 10克,冰片 3 克。

【用法】 上药研极细末,撒敷瘘管内。

【主治】 化脓性骨髓炎慢性期。

【附注】 死骨未排出前,不可应用。

8. 方药八

【组成】 鲜烟叶 100 克,鲜鱼腥草 100 克,盐少许。

【用法】 上3味共捣烂,涂于患处,每日换药1次。

【主治】 骨髓炎。

9. 方药九

【组成】 姜黄、赤芍、草乌头各90克,南星30克,白芷30克,肉桂15克

【用法】 上药共研细末,以热酒调敷患处,疮口可用茶叶水洗涤消毒。

【主治】 化脓骨髓炎。

10. 方药十

【组成】 山柰、乳香、没药、白芷、红花、三七、血竭、乌金七各60克,公丁香30克,雄黄、朱砂莲各90克,钻岩筋120克,鲜生地500克,蓖麻油500克,老松香300克。

【用法】 先将前12味药共研末,再加鲜生地捣泥,再和蓖麻油、老松香,干捶为膏。

【主治】 骨髓炎,窦道周围红肿明显,脓液较多者,每日换药1次。

第十七节 骨 结 核

【概述】

骨结核是由结核杆菌侵入骨或关节而引起的化脓破坏性病变。现代医学称为骨、关节结核,中医称为骨痨。因其发病于骨,消耗气血津液,导致形体虚羸,缠绵难愈而得名。成脓之后,其脓腐状若败絮黏痰,且可流窜他处形成寒性脓肿,故又名流痰。发病部位多数在负重大、活动多,容易发生劳损的骨与关节。全身症状隐蔽,病人可有低热、倦怠、盗汗、食欲减退和消瘦等。局部表现为渐进性疼痛,局部肌肉紧张、肿胀,患肢肌肉萎缩、功能障碍、畸形等。

【治疗】

1. 方药一

【组成】 烟丝 100 克,槟榔 100 克,煅牡蛎 100 克,白芷 50 克,姜汁、面粉各少许。

【用法】 上方前 4 味共研细末,以姜汁加面粉调糊,敷患处,每日更换 1 次。

【主治】 骨结核,化脓性膝关节炎等。

2. 方药二

【组成】 蜈蚣 30 克,全蝎 30 克,土鳖虫 30 克,黄连 9 克。

【用法】 上药共研细末和匀外涂。

【主治】 骨结核。

3. 方药三

【组成】 蓖麻仁 9 克(焙黄),松香条(焙黄)9 克,蜈蚣 1 条。

【用法】 用上药共捣,贴敷患处。

【主治】 骨结核久瘘不愈。

第十八节　乳　　痈

【概述】

乳痈是乳房部急性化脓性疾病,俗称奶疮,西医称急性乳腺炎,多见于哺乳期妇女,尤其是初产妇。临床表现为乳房局部发生红肿、疼痛,继之局部皮肤红硬,明显压痛,同侧腋下淋巴结肿大,伴有畏寒、高烧、头痛、全身不适等症状。炎症进一步发展可形成脓肿。

乳痈的发病原因是由于吸吮,或热毒蕴结,或肝气郁结,气滞血瘀致使乳络不通,乳汁壅滞,湿热结毒所致。在哺乳期发生的乳痈,中医称"外吹乳痈";在怀孕期发生的乳痈叫"内吹乳痈"。

【辨证】

1. 肝郁瘀毒型

症见乳房肿胀触痛,皮肤微红或不红,肿块或有或无,排乳不畅,伴有恶寒发热、头痛身疼、胸闷恶心等,相当于瘀乳期。

2. 热毒瘀阻型

症见乳房逐渐增大,红肿坚硬,疼痛剧烈,呈搏动性跳痛,伴有高热不退、口渴、便秘等,相当于酿脓期。

【治疗】

1. 方药一

【组成】　新鲜石蒜根1只,冰片1克。

【用法】　将石蒜根洗净,加入冰片捣烂如泥,敷贴患处,外盖纱布,胶布固定,每日1换,7日为1疗程。

【主治】　肝郁瘀毒型乳痈。

2. 方药二

【组成】　玉簪花叶5张。

【用法】　将玉簪花叶放在沸水内泡软,趁热敷贴患处,冷则换1张,1日反复5~10次,7日为1疗程。

【主治】　热毒瘀阻型乳痈。

3. 方药三

【组成】　芒硝180克,新鲜荷叶2张。

【用法】　将芒硝捣烂,涂敷患处,外盖荷叶,胶布固定,每日1换,7日为1疗程。

【主治】　热毒瘀阻型乳痈。

4. 方药四

【组成】　柳花、银花、蒲公英各30克,青皮、陈皮各6克,乳香、没药各5克,贝母10克,葱白15克。

【用法】　将上药水煎,滤汤将药渣捣烂。把煎好的药液分3次口服,以米酒为引。把捣烂的药渣外敷于患处,一般3~5剂可治愈,每天1剂。

【主治】 急性乳痈。

5. 方药五

【组成】 新鲜野葡萄根内皮适量。

【用法】 将上药切碎、捣烂,加入适量的食醋拌匀,外敷于患部。每天 2 次。

【主治】 急性乳腺炎。

6. 方药六

【组成】 乳香、没药、黄柏各 10 克,大黄 15 克,冰片 5 克。

【用法】 将前 4 种药物共研为极细末,加入冰片拌匀,装瓶备用。用时将药粉以鸡蛋清调匀成膏,摊于纱布上约 1cm 厚,敷贴于患处,加胶布固定。敷药后用热水袋外敷约半小时,以增加药效,24 小时后换药,直用至治愈为止。

【主治】 乳痈。

7. 方药七

【组成】 蜘蛛 1 只,红枣 1 个,香油适量。

【用法】 将蜘蛛加入去核的红枣上,置瓦片上文火焙干研成细末,以香油调成糊状,然后涂敷于患处,再用胶布固定,每天 1 次,一般 2～3 次即愈。

【主治】 乳疖或痈。

8. 方药八

【组成】 桑白皮 30 克,蜂窝、血余炭各 40 克,白矾 9 克,陈猪油 90 克。

【用法】 将桑白皮、蜂窝、血余炭、白矾研成粉末,过 40 目筛,用陈猪油调成软膏装瓶备用。用时根据病变的大小先将药涂于白布上,然后再贴敷于患处,隔天换药 1 次。

【主治】 乳腺炎、疖肿及化脓性伤口。

9. 方药九

【组成】 鲜蒲公英 1 把,土豆 1 个。

【用法】　将上药洗净捣烂敷于患处,2 天可愈。

【主治】　急性乳腺炎初起。

第十九节　乳头皲裂

【概述】

症见乳头破裂,痛如刀割,或揩之出血,或流黏滋,或结黄脂,由于不能哺乳,最易引发急性乳腺炎。中医学认为本病多由肝气郁结,郁火不能外泄所致。

【治疗】

1. 方药一

【组成】　秋茄子开裂者 3 只。

【用法】　将秋茄子放在锅内焙干,磨成细粉,加凉开水调成糊状,涂敷患处,外盖纱布,胶布固定,每日 1 换,7 日为 1 疗程。

【主治】　乳头皲裂。

2. 方药二

【组成】　公丁香不拘多少。

【用法】　公丁香研细面,用香油调膏,抹患处。如疮面湿烂,可用粉干撒。

【主治】　乳头皲裂。

3. 方药三

【组成】　煅石膏 9 克,煅人中白 9 克,青黛 3 克,薄荷 0.9 克,黄柏 3 克,川黄连 2 克,煅月石 18 克,冰片 3 克。

【用法】　先将煅石膏、煅人中白、青黛各研细面,和匀,飞水(研至无声为度),晒干,再研细,又将其余 5 味各研细后,和匀。取凡士林 30 克,先将凡士林烊化后冷却,再将上药末徐徐调入,和匀成膏。将药膏涂于纱布上贴敷,每日 1 次。

【主治】　乳头皲裂。

4. 方药四

【组成】　青黛 75 克,凡士林 300 克。

【用法】　先将凡士林融化冷却,再将药粉徐徐调入。将药膏涂于纱布上贴敷。

【主治】　乳头皲裂。

第二十节　肠　　痈

【概述】

发生于肠道的痈肿谓之肠痈。西医的急性阑尾炎属于肠痈的范畴。此病任何年龄均可发生,但多见于青壮年。病因多因嗜食膏粱厚味,喜吃生冷,或暴急奔走,跌仆损伤,负荷过重;也有情志失调,以致肠胃功能失职,糟粕积聚,湿热蕴结,气血失和,气滞血瘀,积聚于肠道而发病。

【治疗】

1. 方药一

【组成】　木芙蓉叶 200 克,大黄 210 克,黄芩、黄连、黄柏各 250 克,冰片 10 克。

【用法】　将上药共研为末,用时取若干药末以酒调和,敷贴于患处,外加纱布固定。每天换药 2 次。

【主治】　重证肠痈(只作辅助治疗之用)。

2. 方药二

【组成】　生大蒜 1 份,生大黄 2 份,硫酸镁 2 份。

【用法】　将上 3 种药物捣烂如泥,用细纱布 1～2 层放于患部(阑尾部位),然后将药泥置于纱布上,再用敷料盖好,胶布固定。每天 1 次,敷至治愈为止。

【主治】　肠痈已形成包块。

3. 方药三

【组成】　生大蒜、芒硝各 90 克,大黄末 15 克。

【用法】　将前 2 味药捣烂加蜡适量调成糊状,作直径约 4～5cm、厚 2～3cm 的药饼敷于患处,敷 1～2 小时后,再用大黄醋糊剂(大黄末与醋调和而成)敷贴 8～12 小时。敷至治愈为止。

【主治】　肠痈。

4. 方药四

【组成】　芒硝 10 克,冰片 1 克。

【用法】　将上 2 味药研为粉末,混合后备用。用时将纱布 1 块铺平,把药粉撒于纱布中央,然后将四边折叠,使表面有 8 层纱布,把撒上药粉的一面敷贴于患处,胶布固定。2～3 天换药 1 次。

【主治】　阑尾周围脓肿。

5. 方药五

【组成】　巴豆、朱砂各等量。

【用法】　上药研细末,外敷于阑尾穴。

【主治】　阑尾炎。

6. 方药六

【组成】　井边青苔、苎麻根各 30 克。

【用法】　上药捣烂和蜜敷痛处。

【主治】　阑尾炎。

第二十一节　痔　　疮

【概述】

　　肛缘皮下和直肠末端的黏膜下静脉丛血管如果过度瘀血、扩张或突然形成肿块称为痔。是常见的肛门疾病之一。根据发生的部位不同分为内痔、外痔和混合痔 3 种。内痔生于肛门内(齿状线以上);外痔生于肛门外(齿状线以下);混合痔于肛门内外均有生长。以便血和肛门脱出肿物为其主要症状。如果便血反复出现，可导致贫血，会出现头晕、目眩、乏力等贫血症状。中医认为，痔疮乃由于饮食不节，损伤脾胃，胃肠燥热，伤津耗液，燥屎内结，下迫大肠；或因湿热下注，蕴聚肛门，气滞血瘀，筋脉阻隔，筋络弛纵，因而生痔。

【辨证】

1. 内痔

症见便血鲜红，不与粪便相混，肛门时有肿块脱出等。

2. 外痔

症见肛门坠胀、疼痛，肛门有异物感等。

3. 混合痔

内、外痔形成复合体，症见肛门坠胀、疼痛，间断性便血，血色鲜红等。

【治疗】

1. 方药一

【组成】　大田螺 3 只，冰片 1 克。

【用法】　先挑开田螺盖，放入冰片，待流出黏汁，涂敷患处，每日 3 次，14 日为 1 疗程。

【主治】　外痔。

2. 方药二

【组成】　牛蒡子根 30 克，猪脂 15 克。

【用法】　先将牛蒡子根洗净，捣烂如泥，再加入猪脂调成糊状，涂敷患处，每日 1 换，14 日为 1 疗程。

【主治】　混合痔。

3. 方药三

【组成】　枯矾 15 克，蜂蜜 15 毫升，羊胆 2 只。

【用法】　先将枯矾磨成细粉，再加入蜂蜜、羊胆汁调成糊状，涂敷患处，每日 1 换，14 日为 1 疗程。

【主治】　混合痔。

4. 方药四

【组成】　乌药、大黄、血竭、地榆各 150 克,黄柏、石菖蒲、红花各 75 克,黄连 15 克,枯矾 50 克。

【用法】　将上药研成细末,过 120 目筛后加凡士林,调匀装瓶,高压消毒备用。使用时先用 1∶5000 高锰酸钾溶液坐浴,再将药膏涂敷于痔疮上。每天换药 2 次,直至痔疮水肿消退,血栓缩小,症状消除为止。

【主治】　炎症性外痔、血栓性外痔。

5. 方药五

【组成】　生南星、生半夏、紫荆皮、王不留行各 15 克,皮硝适量。

【用法】　将上药共研成细末,用皮硝适量水化,与药末调匀敷患处,每天 1 次。

【主治】　外痔。

6. 方药六

【组成】　芒硝 30 克,冰片 10 克,猪胆汁适量。

【用法】　先将芒硝、冰片研为细末,再用猪胆汁适量调成糊状(如痔疮表面有溃疡或分泌物多者加白矾 10 克),外敷于痔疮上,再用纱布棉垫覆盖,胶布固定。每天早、晚各敷 1 次。

【主治】　痔疮发炎肿痛。

第二十二节　肛　　裂

【概述】

肛管皮肤全层裂开并形成慢性感染性溃疡称为肛裂。症见肛门口疼痛剧烈,排便时尤甚,伴有出血等。

【治疗】

1. 方药一

【组成】　蝲蟽 2 条,陈京墨汁适量。

【用法】　先将蟽蝲洗净,捣烂如泥,再加入陈京墨汁调成糊状,涂敷患处,每日 3～5 次,3 日为 1 疗程。

【主治】　肛裂。

2. 方药二

【组成】　鸡苦胆 3 个,冰片 1.5 克。

【用法】　将鸡苦胆汁与冰片和匀,涂敷患处,每日 3～5 次,3 日为 1 疗程。

【主治】　肛裂。

3. 方药三

【组成】　熟石膏 12 克,玄明粉 1 克,甘草末 4 克;辰砂 0.6 克,雄黄 0.3 克,梅片 1 克。

【用法】　将以上药物共研成细末,贮瓶备用。用时以凡士林或麻油调和敷于患处。每日 2～3 次。

【主治】　肛裂。

第二十三节　　肛周脓肿

【概述】

肛门直肠周围间隙发生急慢性化脓性感染而形成脓肿者称肛周脓肿。症见肛周结肿,形如桃李,焮红肿痛等。

【治疗】

1. 方药一

【组成】　雄黄 6 克,密陀僧 3 克。

【用法】　先将雄黄、密陀僧和匀,磨成细粉,再加水调成糊状,涂敷患处,每日 3～5 次,7 日为 1 疗程。

【主治】　肛周脓肿。

2. 方药二

【组成】 大黄、黄柏各 60 克,姜黄 6 克,白芷 60 克,厚朴、陈皮、甘草、苍术、南星各 24 克,天花粉 120 克。

【用法】 上药研成细末,用凡士林或茶油调成糊状,配成 20% 软膏备用。用 15% 高锰酸钾温水溶液坐浴 15 分钟,洗净肛门,取少许药膏敷于痈肿处,外盖消毒辅料固定,每天早晚换药 2 次。

【主治】 肛周脓肿初起未溃者。

3. 方药三

【组成】 明雄黄 30 克,白矾 30 克。

【用法】 以上 2 药分别研为细末,再混合均匀,撒于患处,或用凡士林调成 50% 的软膏敷患处。

【主治】 肛周脓肿。

4. 方药四

【组成】 大黄、黄连、黄柏各等量,冰片少许。

【用法】 取上 4 味药研成细末,用凡士林或茶油调成糊状制成 20% 软膏外用。

【主治】 肛周脓肿。

5. 方药五

【组成】 煅石膏、黄连粉各等量。

【用法】 以上 2 药共研细末,加水调成糊状,外敷患处。每日 1 次。

【主治】 肛周脓肿。

第二十四节 肛 瘘

【概述】

肛门周围脓肿溃后,脓水淋漓,久不收口,形成瘘管称为肛瘘。本病时溃时愈,易反复发作。

【治疗】

1. 方药一

【组成】 蛴螂虫 30 只,食醋适量。

【用法】 先将蛴螂虫放入锅内烤干,磨成细粉,再加入食醋调成糊状,涂敷患处,每日 1 换,7 日为 1 疗程。

【主治】 肛瘘。

2. 方药二

【组成】 生白果仁 30 粒。

【用法】 将白果仁捣烂如泥,涂敷患处,每日 1 换,7 日为 1 疗程。

【主治】 肛瘘。

3. 方药三

【组成】 鸡肫皮 10 只。

【用法】 将鸡肫皮放在锅内烤干,磨成细粉,掺敷患处,每日 1 换,7 日为 1 疗程。

【主治】 肛瘘。

第二十五节 脱 肛

【概述】

脱肛即直肠或直肠黏膜脱出于肛门外。

【治疗】

1. 方药一

【组成】 诃子 30 克,龙骨 30 克,赤石脂 30 克。

【用法】 先将诃子、龙骨、赤石脂和匀,磨成细粉,再加入凉开水调成糊状,敷于患处,外盖纱布,胶布固定,每日 1 换,7 日为 1 疗程。

【主治】 脱肛。

2. 方药二

【组成】 甲鱼头 1 只,麻油适量。

【用法】　先将甲鱼头放在锅内烤干,磨成细粉,再加入麻油调成糊状,敷于患处,外盖纱布,胶布固定,每日1换,7日为1疗程。

【主治】　脱肛。

3. 方药三

【组成】　蝉蜕适量。

【用法】　将蝉蜕烘干研极细末,瓶装备用。用1%白矾水洗净脱肛部分,涂以香油,再涂上蝉蜕粉,缓缓将脱肛还纳,每日1次。

【主治】　小儿脱肛。

第二十六节　水火烫伤

【概述】

水火烫伤是由于热力(火焰、灼热的液体、气体、固体)、电能、化学物质、放射线等所引起的一种损伤,总称为水火伤。一般以火焰、热液烧烫伤为多见。临床表现为轻者皮肤潮红疼痛,或起水泡,若脱去表皮,则露出红肉,一般不需治疗可以自愈;重者面积广泛,可深及肌肉或筋膜,往往合并感染或组织坏死,难于治愈。根据烧伤深度可分为Ⅰ度、Ⅱ度、Ⅲ度。Ⅰ度(红斑性):烧伤局部皮肤红肿灼痛。Ⅱ度(水泡性):局部创面水泡,剧痛,创面湿润,组织水肿;Ⅲ度(焦痂性):呈苍白或焦黄炭化,黑色焦痂,表面干燥无渗液,痛觉消失。Ⅲ度烧伤较严重,必须及时去医院内外合治。本病多由火热灼伤肌肤,损及气血、阴液所致。

【治疗】

1. 方药一

【组成】　地榆、大黄各50克,植物油适量。

【用法】　将上2味药共研成粉末,过筛后备用。用时先用5%盐水洗净伤口,然后将药末以植物油调成糊状,再用鸡毛帚把药液涂敷于创面上,纱布包扎好,每天 3 次,2～3 天可愈。

【主治】　水火烫伤。

2. 方药二

【组成】　黄柏、地榆各 30 克,虎杖 20 克。

【用法】　将上药分别研为粉末,过筛,取药粉各等份加入麻油调匀呈糊状,外敷于患处,药厚约 0.1cm,再用纱布包扎好,隔天换药 1 次。

【主治】　Ⅰ、Ⅱ度烧伤。

3. 方药三

【组成】　绿豆粉 30 克,鸡蛋 1 只。

【用法】　先将绿豆磨成细粉,再加入鸡蛋清调成糊状,涂敷患处,每日 2～3 次。

【主治】　Ⅰ度烧伤。

4. 方药四

【组成】　刘寄奴 40 克,冰片 1 克,花生油 60ml,等渗盐水 500ml。

【用法】　先将刘寄奴、冰片和匀,磨成细粉,再加入花生油调成糊状备用。取等渗盐水洗洁创面,水泡处剪去泡皮,取药液涂敷患处,不包扎,每日 1 次,7 日为 1 疗程。

【主治】　Ⅱ度烧伤。

5. 方药五

【组成】　生地榆 100 克,生大黄 100 克,苦参 100 克,冰片 5 克,麻油适量。

【用法】　先将地榆、大黄、苦参、冰片和匀,磨成细粉,再加入麻油调成糊状,涂敷患处,不包扎,每日 1 次,7 日为 1 疗程。

【主治】　Ⅱ度烧伤。

6. 方药六

【组成】　鲜鸡蛋清、蜂蜜等量。

【用法】　蜂蜜用前放锅内蒸 20～30 分钟,待冷却后再同鲜蛋清调匀成胶状,入瓶密封备用。先将烫伤部位用 0.9%氯化钠溶液洗干净,如创面有水泡须用消毒器械刺破剪开,用消毒纱布吸净渗出液后,再外敷本品。每日 2 次,一般 1 周即愈。

【主治】　Ⅰ度烧伤。

7. 方药七

【组成】　滑石 600 克,硼砂 90 克,龙骨 120 克,川贝母、冰片、朱砂各 18 克。

【用法】　上药共研细末,加凡士林调成 20%软膏,疮面常规消毒后,将药膏均匀涂在敷料上并将之包敷于疮面,1～2 日换药 1 次。

【主治】　Ⅱ度烧伤。

8. 方药八

【组成】　凤尾草、女贞叶、侧柏叶、老君茶各等量,冰片、麝香各少量。

【用法】　上述前 4 味药炒炭研细末,过 120 目筛,加入冰片、麝香,用 1%新洁尔灭溶液清洗创面后,将本品用麻油或生菜油调成糊剂外敷,每日 3～4 次。采用暴露疗法。

【主治】　Ⅰ度烧伤。

9. 方药九

【组成】　大黄、黄连、栀子、白芷、连翘、当归、乳香、没药、儿茶、米壳、海螵蛸各等份,冰片为上药总量的 5%。

【用法】　上药共为细末,过 8 号筛。用时以麻油调敷患处,流水者可撒干粉。前 2 天每日换药 1 次,以后隔日 1 次。感染者,加入 0.5%红升丹。

【主治】　Ⅰ、Ⅱ度烧伤。

10. 方药十

【组成】　大黄、黄柏各 100 克。

【用法】　上药研细末,过 100 目筛,密封备用。用时取适量加麻油调成糊状,外敷患处,暴露疗法。治疗 5～10 日。

【主治】　水火烫伤。

11. 方药十一

【组成】　红木香适量。

【用法】　将红木香磨为细末,每 50 克加麻油 200 克调匀,清创后用以涂敷疮面,每日换药 1 次,换药前先用茶叶开水适当清洗创面。

【主治】　浅Ⅱ度烧伤。

12. 方药十二

【组成】　干紫草 500 克,地榆炭 250 克,冰片 50 克。

【用法】　上药研末,入香油 2000ml 调匀备用。按外科常规清创,涂药厚约 3cm,盖敷料包扎,2～3 日换药 1 次。头面部、会阴部、躯干部及四肢部伤,亦可采用暴露疗法,用未加香油的干粉撒敷创面。

【主治】　水火烫伤。

第二十七节　毒虫蛇咬伤

【概述】

　　毒虫蛇咬伤是指人体被毒虫、毒蛇咬伤后,出现局部或全身病变的病证。轻者多以局部症状为主,可采用外治法;严重中毒者,可出现全身症状,甚至危及生命,必须及时到医院抢救。中医认为本病多由毒邪从伤口而入,侵犯肌肤、气血、脏腑所致。

【辨证】

1. 蜈蚣咬伤

　　症见被刺伤处有两个小红点,周围水肿,自觉疼痛彻骨,或痛痒难忍,或有红丝出现,严重者伴有发热、头痛、恶心、呕吐、头晕目眩等。

2. 蜂、蝎螫伤

症见螫伤处红斑、丘疹、水泡,自觉灼痛剧烈,甚至痛引全身,严重者伴有恶寒、发热、恶心、呕吐等。

3. 毒蛇咬伤

症见咬伤处留有牙痕,局部肿胀明显,疼痛或丧失知觉,伴有眩晕、嗜睡、恶心、呕吐等。

【治疗】

1. 方药一

【组成】 大蒜头 1 个。

【用法】 将大蒜头去皮,捣烂如泥,敷于患处。

【主治】 蜈蚣咬伤。

2. 方药二

【组成】 新鲜苦瓜叶 1 把。

【用法】 将苦瓜叶捣烂如泥,敷于患处。

【主治】 蜈蚣咬伤。

3. 方药三

【组成】 新鲜生姜 1 大块。

【用法】 将生姜捣烂如泥,敷于患处。

【主治】 蜂、蝎螫伤。

【附注】 将新鲜生姜捣烂取汁,取生姜汁频涂患处亦能生效。

4. 方药四

【组成】 五灵脂 30 克,陈醋适量。

【用法】 先将五灵脂磨成细粉,再加入陈醋调成糊状,涂敷患处。

【主治】 蜂、蝎螫伤。

5. 方药五

【组成】 新鲜紫花地丁草 250 克。

【用法】 将紫花地丁草捣烂如泥,厚敷患处。

6. 方药六

【组成】　雄黄 6 克,大蒜 6 克。

【用法】　将雄黄、大蒜和匀,捣烂如泥,敷于患处。

【附注】　毒蛇咬伤除采用上述外用法,还应配合早期缚扎、冲洗或烧灼伤口、扩创吸吮、针刺排毒等,病情严重者,必须及时送医院抢救。

7. 方药七

【组成】　新鲜佩兰叶 100 克。

【用法】　将佩兰叶捣烂,先用 0.1%高锰酸钾溶液或 1%煤酚皂溶液冲洗浸泡伤口,再顺牙痕方向切开 1cm,用拔火罐的方法吸出毒汁,并反复冲洗伤口,擦净创面,然后将捣烂的佩兰叶摊平敷于伤口上,覆盖纱布固定。每天换药 2～3 次,每次换药前均需将伤口冲洗干净。中毒严重者需补液及对症治疗。

【主治】　各种毒蛇咬伤。

8. 方药八

【组成】　雄黄、蜈蚣各 25 克,鲜卷耳草 50 克。

【用法】　将前 2 味药研为细末,加入鲜卷耳草捣烂如泥。用药前先把伤口用凉开水反复冲洗干净,然后用三棱针扎挑伤口,挤出毒血,再把上述药围于伤口周围,切勿盖住伤口,以免妨碍毒液外流,一般 3～5 天可愈。

【主治】　各种毒蛇咬伤。

9. 方药九

【组成】　藤黄 50 克,雄黄精 50 克,蟾蜍 15 克,北细辛、香白芷各 30 克,生附子 20 克,蜈蚣 20 条,白酒 1000ml。

【用法】　将上述前 7 味药研为细末,调白酒至稀糊状备用。假若是被毒蛇咬伤上肢或下肢,应马上紧扎伤口上部,以阻止蛇毒上窜攻心。若伤在指、趾间,则宜切开伤口,放血以排毒,或用拔火罐吸出毒液。除此之外,还用温开水或干净的清水反复冲洗伤口。

冲洗干净后,术者用一只手捏住伤肢,另一只手从上而下反复挤压、按摩,使毒液从伤口排出体外,然后再将上药搽敷于伤口周围,每天数次至愈。

【主治】　各种毒蛇咬伤。

10. 方药十

【组成】　半边莲、独角莲、七叶一枝花、白花蛇舌草各适量。

【用法】　在药方中任选一种药物捣烂或用酒醋磨汁外敷伤口。但在敷药前,伤口的清创、挤毒、扩大伤口、冲洗伤口等步骤如前述,不可忽略。

【主治】　各种毒蛇咬伤。

第二十八节　压　　疮

【概述】

压疮是因久病卧床,肢体受压所生的慢性皮肤溃疡,以臀、背等突出易受压及摩擦部位多发,病程缠绵,不易自愈。本病多发生在昏迷、半身不遂、下肢瘫痪、痴呆之后。中医学认为本病多由久病气血亏虚,受压局部气血凝滞,肌肤失养所致。

【辨证】

1. 气血凝滞型

症见局部皮肤发红,或紫黯,感觉迟钝,或局部初溃,创面鲜红等。

2. 肌肤失养型

症见局部溃疡,出现干黑色腐肉,脓水臭而稀薄,伴有神疲、发热、食欲不振等。

【治疗】

1. 方药一

【组成】　刺猬皮 30 克,明矾 3 克,麻油适量。

【用法】　先将刺猬皮放入锅内烤干,和入明矾,磨成细粉,再加入麻油调成糊状,敷于创面,每日 1～2 次,7 日为 1 疗程。

【主治】　肌肤失养型压疮。

2. 方药二

【组成】　荔枝核 50 粒,桂圆核 50 粒。

【用法】　先剥去荔枝核、桂圆核外层光皮,再放入锅内烤干,磨成细粉,掺于创面,每日 1 次,7 日为 1 疗程。若创面干枯,则宜加麻油调药粉如糊状,敷于创面。

【主治】　肌肤失养型压疮。

3. 方药三

【组成】　如意金黄散 10 克,猪胆汁 100ml。

【用法】　将上药调成糊状备用,先用 2% 碘酒、75% 酒精消毒患处周围皮肤,去除坏死组织,用生理盐水清创,再用棉签蘸取本品敷于疮面,厚度 0.4cm,消毒纱布覆盖。每日 1～2 次。

【主治】　压疮。

4. 方药四

【组成】　黑木耳、白砂糖各 30 克。

【用法】　将黑木耳焙干,去杂质研细末,与白砂糖和匀,加温开水调膏外敷。木耳与水的比例为 1：2。换药 1～2 次后分泌物培养无细菌生长,即进入愈合期,宜调成"糊",木耳与水之比例为 1：(8～10)。只要未形成痂,便坚持隔日换药。在上皮修复期,务必避免创面受压和摩擦。

【主治】　压疮。

5. 方药五

【组成】　没药、乳香、黄连、穿山甲各等量。

【用法】　上药共研成粉,先用双氧水洗净创面,如水肿明显者,可先用高渗生理盐水湿敷 5 分钟,然后再将药粉撒于创面,无菌纱布包盖。每天换药 1 次,待创面脓性分泌物减少时,可隔 1～

2 日换 1 次。

【主治】　压疮。

6. 方药六

【组成】　珍珠 1 份,生大黄、生黄芩各 18 份,生黄连、冰片各 5 份,地榆、滑石各 15 份,红花、白及各 6 份,紫草 11 份。

【用法】　上药共研细末,红外线烘干消毒,取本品涂洒患处,伤口干燥者用凡士林调本品敷患处。每日 1～2 次,治疗 15 日。

【主治】　压疮。

7. 方药七

【组成】　麝香 1 克,孩儿茶、玳瑁、乳香、赤石脂各 30 克,冰片 20 克,青黛 50 克。

【用法】　上药共研细末。溃疡用新洁尔灭消毒后,将药物均匀撒入溃疡面。每日或隔日换药 1 次,加强护理。治疗 1～3 个月。

第二十九节　臁　　疮

【概述】

发生于小腿下部内外两侧的慢性溃疡称为臁疮。其症状是局部先痒后痛,红肿成片,日后破溃出水,形成溃疡。因伤口经久难于治愈,或虽已收口,但每因再次损伤而复发,所以又称“老烂脚”,西医称为“小腿慢性溃疡”。

【辨证】

1. 湿热下注型

症见患处先痒后痛,红肿成片,溃疡腐烂,脓血俱下,伴有恶寒发热,便秘溲赤等。

2. 湿毒内壅型

症见下肢溃疡,漫肿疼痛,滋水不多,四周皮肤紫黑发硬,青筋怒张,伴有胸闷身重,胃纳不振等。

【治疗】

1. 方药一

【组成】　马齿苋 120 克,蜂蜜 1 匙。

【用法】　将马齿苋捣烂如泥,加入蜂蜜和匀,敷于创面,外盖纱布,胶布固定,每日 1 换,7 日为 1 疗程。

【主治】　湿热下注型臁疮。

2. 方药二

【组成】　新鲜玉簪花叶 30 张,艾叶 30 克。

【用法】　先将艾叶放入锅内,加水煎汤,待冷却后清洗疮面,再将玉簪花叶贴敷创面,外用胶布固定,叶干则换,换前再用艾叶水清洗创面,每日 2～3 次,7 日为 1 疗程。

【主治】　湿热下注型臁疮。

3. 方药三

【组成】　露蜂房 1 只,白矾 120 克,茶油适量。

【用法】　先将白矾填入露蜂房内,放入锅上烤干,磨成细粉,再加入茶油调成糊状,涂敷患处,外盖纱布,胶布固定,每日 1 换,7 日为 1 疗程。

【主治】　湿毒内壅型臁疮。

4. 方药四

【组成】　棉花子 100 克。

【用法】　将棉花子放入锅内炒脆,磨成细粉,掺敷创面,外盖纱布,胶布固定,每日 1 换,7 日为 1 疗程。

【主治】　湿毒内壅型臁疮。

5. 方药五

【组成】　老蒜杆 500 克,麻油适量。

【用法】　先将蒜杆放入锅内烤干,磨成细粉,再加入麻油调成糊状,涂敷创面,外盖纱布,胶布固定,每日 1 换,7 日为 1 疗程。

【主治】　湿毒内壅型臁疮。

6. 方药六

【组成】　枯矾粉 100 克,松香、炉甘石粉各 50 克,大梅片 20 克,麝香、珍珠粉各少许。

【用法】　取生猪脂油适量砸成泥状,将上药共研极细末,掺入猪脂油为膏备用。以甘草汤洗净患处,敷药膏约 3cm 厚,盖以无菌纱布,加压包扎,绷带固定。渗液较多者,无菌纱布可开窗数个。

【主治】　臁疮。

7. 方药七

【组成】　鲜女贞叶 15～20 片。

【用法】　将鲜女贞叶洗净,放入搪瓷器皿内,加水适量煎汁熏洗患处,再用煎热的女贞叶贴敷于疮面上(也可用捣烂的女贞叶敷患处),盖上纱布,并以胶布固定,每天换药 2～3 次。

【主治】　臁疮。

8. 方药八

【组成】　牛胆或猪胆 1 个,青黛、陈石灰、黄柏、密陀僧各 30 克,黄丹、轻粉各 10 克,五倍子、枯矾各 20 克,冰片 5 克。

【用法】　将青黛、石灰、黄丹、轻粉、冰片纳入牛(猪)胆中(保留胆汁),悬挂于高处阴干后研为细末;黄柏烘干后也研为末;密陀僧、五倍子、枯矾亦研为细末。然后将各药充分混匀过筛,高压灭菌后贮瓶备用。用药前先用 3% 双氧水清洗患处,除掉坏死的组织,疮缘用酒精消毒,取上药少许加 2% 甲紫适量调成糊状,涂敷于疮面上,每天换药 2～3 次。

【主治】　下肢溃疡,经久不愈的臁疮。

9. 方药九

【组成】　百草霜 50 克,地龙 30 克,熟石膏 30 克。

【用法】　上药共研细末,用蜂蜜调敷于患处。每日 1 换,7 天为 1 疗程。

【主治】　臁疮。

10. 方药十

【组成】　三七20克,枯矾、冰片、珍珠各10克。

【用法】　上药按比例混合过200目筛,装瓶备用。治疗时将溃疡四周皮肤常规消毒,清疮,干棉球拭净,视疮面大小撒敷本品2～4g/cm²,每日1～2次。

【主治】　臁疮。

11. 方药十一

【组成】　枯矾、雄黄、炉甘石、冰片,按4∶3∶3∶1比例配药。

【用法】　上药分别研细末,混合均匀装瓶密封备用。先用3%双氧水与生理盐水清洗疮面,腐肉较多者可用手术刀削去,然后将药粉干撒患处;若疮面干燥者,用香油调涂患处,以消毒敷料纱布包扎,每日换药1次。

【主治】　臁疮。

12. 方药十二

【组成】　血余炭15克,血竭10克,炉甘石25克。

【用法】　上药共研细末,以麻油调膏。以生理盐水先净患处,外涂本品,每日换药1～2次。

【主治】　臁疮。

13. 方药十三

【组成】　黄柏、黄芩各12克,紫草、密陀僧、赤石脂、五味子各30克,龙骨20克,苍术6克,冰片0.5克。

【用法】　上药共研细末,用时取蜂蜜适量调敷患处,用绷带反复包扎,5～7天换药1次。

【主治】　臁疮。

14. 方药十四

【组成】　青黛、大黄、黄柏、儿茶各10克,枯矾15克,密陀僧、轻粉各6克,冰片3克,炉甘石20克。

【用法】　上药研极细末备用。先用3%过氧化氢溶液清创后,外敷本品,覆盖无菌纱布。绷带加压固定。7 日换药 1 次。

【主治】　臁疮。

【附注】　禁忌生冷、油腻及辛辣刺激食物。

15. 方药十五

【组成】　黄柏、大黄各等份。

【用法】　上药为末备用。用 1% 双氧水清洗疮面,然后以 0.9% 盐水冲洗,取适量以开水调成糊外敷。每隔 2 日治疗 1 次。

【主治】　臁疮。

16. 方药十六

【组成】　①生肌散,制炉甘石 15 克,钟乳石 9 克,滑石 30 克,琥珀 10 克,朱砂 3 克,冰片 0.5 克。②青黛膏,青黛 30 克,石膏 60 克,滑石 60 克,黄柏 40 克。

【用法】　①生肌散,将方中诸药研细末和匀备用。②青黛膏,将方中诸药研细和匀,凡士林调匀成膏备用。常规消毒疮周及疮面,用无菌剪刀修去疮面上坏死组织,将生肌散均匀敷布于溃疡面上,在溃疡周围以青黛膏外敷,有红肿者外敷范围稍大,均超过红肿范围 1～2cm,每日 1 次。

【主治】　臁疮。

17. 方药十七

【组成】　生石膏、煅滑石各 60 克,血竭、生月石各 6 克,冰片 2 克。

【用法】　上药共研为细末,过 120 目筛,加医用凡士林 500 克调合成膏。局部常规消毒后,取膏适量均匀涂在纱布上,面积要大于创面,贴敷并压紧,胶布固定。脓多每日 1～2 次,脓少 2～4 日 1 次。

【主治】　臁疮。

18. 方药十八

【组成】　鲜鲤鱼鳞、甘草各等份。

【用法】　将鲜鲤鱼鳞放瓦上微火焙至淡黄色,研极细末,与甘草极细粉混匀,用香油调成糊状,装瓶备用。创面有坏死组织,常规消毒后清除,均用生理盐水清创,药棉揩干,再用本品外涂,暴露创面。每日 1 次,1 个月为 1 疗程。治疗 3 疗程。

【主治】　臁疮。

第三十节　肱骨外上髁炎

【概述】

肱骨外上髁炎又称"网球肘"、"肱骨外上髁综合征"、"肘外侧疼痛综合征"、"肱骨外髁骨膜炎"等。多见于 30～50 岁男性,为最为常见的慢性损伤性肘部疾病。

【治疗】

方药

【组成】　大黄、姜黄、香附、广木香、元胡、乳香、没药、威灵仙、自然铜、羌活、赤芍、红花、五加皮、毛姜、续断各等量。

【用法】　上药共研细末,鸡蛋清与醋适量调药末至半湿的"面饼"状,外敷患处。

第四章　妇科疾病的中药外敷疗法

第一节　痛　经

【概述】

痛经是指行经前后或月经期出现下腹疼痛、坠胀、腰酸或其他不适的病证。痛经分为原发性和继发性两类，前者是指生殖器官无器质性病变的痛经，后者系指由于盆腔器质性疾病，如子宫内膜异位症、盆腔炎或子宫颈狭窄等所引起的痛经。

中医学认为本病多由气滞、血瘀、寒湿凝滞胞宫，或气血虚弱，肝肾亏损，胞宫失养所致。

【辨证】

1. 气滞血瘀型

症见经前或经期小腹胀痛，血色紫黑，夹有血块，量少，或淋漓不畅，胸胁胀痛等。

2. 寒湿凝滞型

症见经前或经期小腹冷痛，按之痛甚，经水量少，夹有血块，经血不鲜，或如黑豆汁等。

3. 气血虚弱型

症见经期或经后小腹隐隐疼痛，得按则减，经色稀淡，量少，精神倦怠，面色苍白等。

4. 肝肾不足型

症见经后小腹隐隐作痛,经来量少,色淡质稀,腰腿酸楚,神委肢冷等。

【治疗】

1. 方药一

【组成】　香附 30 克,当归 30 克,桃仁 15 克,川芎 15 克,延胡索 15 克,苏木 15 克,川椒 10 克,艾叶 10 克,熟附子 10 克,黄酒适量。

【用法】　将香附、桃仁、当归、川芎、延胡索、苏木、川椒、艾叶、熟附子和匀,磨成细粉,放入锅内,加黄酒炒热,放入布袋内,趁热熨于小腹部及气海、关元穴,每日 2 次,于月经前连用 7 日为 1 疗程。

【主治】　气滞血瘀型痛经。

2. 方药二

【组成】　艾叶 120 克,食盐 30 克。

【用法】　先将艾叶打碎,与食盐和匀,放入锅内炒热,装入布袋内,趁热熨贴于关元穴,每日 2 次,于月经前连用 7 日为 1 疗程。

【主治】　寒湿凝滞型痛经。

3. 方药三

【组成】　生姜 120 克,葱白 250 克,食盐 250 克。

【用法】　先将生姜、葱白捣烂,与食盐和匀,放入锅内炒热,装入布袋内,趁热熨贴于小腹部,每日 2~5 次,于月经前连用 7 日为 1 疗程。

【主治】　寒湿凝滞型痛经。

4. 方药四

【组成】　熟地 30 克,香附 12 克,延胡索 10 克,白术 10 克,广木香 6 克,肉桂 6 克,鸡血藤 30 克。

【用法】　将熟地、香附、延胡索、白术、肉桂、广木香、鸡血藤和

匀,磨成粗粉,放入锅内炒热,装入布袋,趁热熨敷关元、脐部,每日
2～3 次,7 日为 1 疗程。

【主治】　气血虚弱型痛经。

5. 方药五

【组成】　当归、川芎、五灵脂、延胡索、肉桂、冰片、蒲黄、樟脑、
桂枝各等份。

【用法】　上药共研细末,用凡士林适量调匀,贴敷关元穴,纱
布固定,24 小时换药 1 次。3 日为 1 疗程。

【主治】　痛经。

6. 方药六

【组成】　丁香、肉桂、延胡索、木香各等份。

【用法】　上药研细末过筛后和匀,贮瓶内备用,在月经将行或
疼痛发作时,取药粉 2 克置胶布上,外贴关元穴。若疼痛不止加贴
双侧三阴交穴。隔日换药(夏季每日换药)。每月贴 6 天为 1 疗程。

【主治】　痛经。

7. 方药七

【组成】　肉桂、茴香、当归、元胡、乌药、虎杖各 1.5 克,干姜、
川芎、蒲黄、五灵脂、樟脑、冰片各 1 克。

【用法】　上药共研细末,用适量凡士林调成膏,贴敷关元穴
上,外用纱布固定,24 小时换药 1 次。3 日为 1 疗程。

【主治】　痛经。

8. 方药八

【组成】　皂角 100 克,白芥子、山栀子各 20 克,芦荟、白芷、川
乌、草乌、甘遂、红花、桃仁、杏仁、草决明、使君子各 10 克,细辛、白
胡椒各 5 克,冰片 2 克。

【用法】　上药共研细末,在密封干燥处保存,用前取适量用鲜
姜汁调成膏状,摊于方形硬纸上,每块均 5～8 克。每次取 6～8
块,贴于穴位,胶布固定,每次贴 48～72 小时。贴 3 次为 1 疗程,

经前 3～5 天贴治或疼痛时贴治。绝大多数贴治 1 次即效,未愈者下次经前继续贴治。取穴:神阙、关元、水道(双)、阳关、命门、三阴交(双)。

【主治】　痛经。

9. 方药九

【组成】　斑蝥、白芥子各 20 克。

【用法】　上药研极细末,以 50％二甲基亚砜调成软膏状,取麦粒大小置于胶布上贴于中极或关元穴,于经前 5 日贴第 1 次,3 小时后去掉,月经始潮贴第 2 次。2 个月经周期为 1 疗程。

【主治】　痛经。

10. 方药十

【组成】　苏木 60 克,香附、桃仁各 30 克,黄酒适量。

【用法】　将上药共研细粉和匀备用。治疗时,取药粉适量与黄酒共调成膏,分别敷于关元、气海穴上,外盖纱布,然后用胶布固定。每日换药 1 次,直至疼痛缓解为止。

【主治】　气滞血瘀型痛经。

第二节　闭　　经

【概述】

闭经是指月经未能按期来潮的疾病。凡年满 18 周岁而月经未来潮者,称原发性闭经;以往曾有正常月经,但由于某种疾病而月经停止 6 个月以上者,称继发性闭经。闭经不包括妊娠期、哺乳期以及绝经期后等生理性闭经。中医学认为本病属于“不月”、“经闭”等范畴,多由气血亏损、气滞血瘀、寒湿凝滞等原因所致。

【辨证】

1. 气血亏损型

症见月经数月不行,小腹不胀不痛,面色苍白少华,神疲乏力,头晕目眩,心悸气短等。

2. 气滞血瘀型

症见月经数月不行,小腹胀痛,烦躁易怒,胸胁胀痛,乳房作胀,嗳气频频等。

3. 寒湿凝滞型

症见经闭数月,小腹冷痛,面色青紫,四肢不温,大便溏薄,白带稀而量多等。

【治疗】

1. 方药一

【组成】　柴胡 12 克,白术 10 克,熟地 15 克,白芍 10 克,牛膝 10 克,当归 12 克,薄荷 3 克,三棱 10 克,茯苓 10 克,凡士林适量。

【用法】　先将柴胡、白术、熟地、白芍、当归、茯苓、薄荷、三棱、牛膝和匀,磨成粗粉,再加凡士林调成药饼两个,分别敷于脐部及关元穴,外盖纱布,胶布固定,3 日换药 1 次,30 日为 1 疗程。

【主治】　气血亏损型闭经。

2. 方药二

【组成】　熟地 30 克,黄芪 30 克,广木香 30 克。

【用法】　先将熟地、黄芪、广木香和匀,磨成粗粉,加水调成糊状,敷于气海、关元穴,外盖纱布,胶布固定。另用热水袋置纱布上热熨,每日 1 换,30 日为 1 疗程。

【主治】　气血亏损型闭经。

3. 方药三

【组成】　益母草 30 克,月季花 30 克。

【用法】　将益母草、月季花和匀捣烂,放入锅内炒热,趁热敷于脐部关元穴,每日 2～3 次,30 日为 1 疗程。

【主治】　气滞血瘀型闭经。

4. 方药四

【组成】　晚蚕沙 30 克,黄酒适量。

【用法】　将晚蚕沙放入锅内,加黄酒炒热,乘热敷于脐部、关元穴,每日 2～3 次,30 日为 1 疗程。

【主治】　气滞血瘀型闭经。

5. 方药五

【组成】　大黄 12 克,延胡索 12 克,木香 9 克,桂枝 20 克,山楂 10 克,食盐 30 克。

【用法】　先将大黄、延胡索、木香、桂枝、山楂和匀,磨成粗粉,加入食盐和匀,放入锅内炒热,趁热敷于脐部、关元穴,每日 2～3 次,30 日为 1 疗程。

【主治】　气滞血瘀型闭经。

6. 方药六

【组成】　白胡椒 12 克,火硝 9 克。

【用法】　将白胡椒、火硝和匀,磨成细粉,加水调成两个药饼,分别敷于脐部、关元穴,外加热水袋热熨,每日 1 换,30 日为 1 疗程。

【主治】　寒湿凝滞型闭经。

第三节　功能性子宫出血

【概述】

功能性子宫出血,中医称为崩漏。经血量多而阵下,大下为崩;量少而持续不止,或止而又来,淋漓不断的为漏。本病多发生于青春期及更年期的妇女。多因血热、血瘀,或肝肾虚热,或心脾气虚而致冲任失调所致;或因脾肾阳虚而起。

【治疗】

1. 方药一

【组成】　红蓖麻子 15 克。

【用法】　上药去壳,捣烂如泥,贴敷在头顶正中百会穴处(剪去头发），血止后即将药洗去。

【主治】　功能性子宫出血，血热妄行证。

2. 方药二

【组成】　鲜蓖麻叶 1 张。

【用法】　将蓖麻叶捣烂敷于百会穴，每天换药 1 次。

【主治】　功能性子宫出血。

第四节　乳房囊性增生病

【概述】

乳房囊性增生病是乳腺小叶实质性增生，又称作慢性囊性乳腺瘤或乳腺小叶增生。发病与卵巢功能失调有关，临床表现以乳房胀痛和肿块为特征，具有周期性，月经前发生或加重，经后消退。必要时应作局部组织检查，以确定有无恶变。中医学认为本病属于"乳癖"范畴，多由肝气郁结，冲任失调所致。

【辨证】

1. 肝郁痰凝型

症见两乳撑胀或刺痛，月经前症状明显加重，乳房肿块随情绪波动而增减，常伴有情志郁闷，烦躁易怒等。

2. 冲任失调型

症见乳房肿块，触之胀痛，经前尤重，月经紊乱，量少色暗，或经期错后，常伴有面色少华，形体消瘦，心烦易怒，腰膝酸软，倦怠乏力等。

【治疗】

1. 方药一

【组成】　生远志 10 克，葱白 2 支，蜂蜜适量。

【用法】　先将远志磨成细粉，再加入葱白、蜂蜜捣烂如泥，敷贴患处，外盖纱布，胶布固定，每日 1 换，7 日为 1 疗程。

【主治】 肝郁痰凝型乳房囊性增生病。

2. 方药二

【组成】 蚶子壳 30 枚,醋适量。

【用法】 先将蚶子壳放入火内烧煅,冷却后磨成细粉,再加入醋调成糊状,涂敷患处,外盖纱布,胶布固定,每日 1 换,7 日为 1 疗程。

【主治】 肝郁痰凝型乳房囊性增生病。

3. 方药三

【组成】 白芥子 30 克,葱 7 支。

【用法】 先将白芥子磨成细粉,再加入葱捣烂如泥,敷贴患处,外盖纱布,胶布固定,每日 1 换,7 日为 1 疗程。

【主治】 肝郁痰凝型乳房囊性增生病。

4. 方药四

【组成】 露蜂房 30 克,猪蹄甲壳 1 对,醋适量。

【用法】 先将露蜂房、猪蹄甲壳和匀,烘干,磨成细粉,再加醋调成糊状,涂敷患处,外盖纱布,胶布固定,每日 1 换,7 日为 1 疗程。

【主治】 冲任失调型乳房囊性增生病。

5. 方药五

【组成】 大附子 1 枚,藜芦 30 克,醋适量。

【用法】 先将附子去皮脐,藜芦去芦头,和匀,磨成细粉,再加醋调成糊状,涂敷患处,外盖纱布,胶布固定,每日 1 换,7 日为 1 疗程。

【主治】 冲任失调型乳房囊性增生病。

6. 方药六

【组成】 细辛 10 克,凡士林适量。

【用法】 先将细辛磨成细粉,再加凡士林调成糊状,涂敷患处,外盖纱布,胶布固定,每日 1 换,7 日为 1 疗程。

【主治】　冲任失调型乳房囊性增生病。

7. 方药七

【组成】　炙蜂房、清木香、全蝎、没药、山慈姑、公丁香、白芷、莪术、乳香、香附、当归、郁金、王不留行各 10 克。

【用法】　将全蝎、乳香、没药、公丁香研极细末，余药研粗末与麻油 100 克同置锅内炸枯去渣，加蜂蜡 50 克、松香 500 克慢慢收膏。将膏涂牛皮纸上，每贴重 5 克，用时贴敷患处。

【主治】　乳腺小叶囊性增生。

8. 方药八

【组成】　芒硝 60 克，露蜂房 20 克，生南星 20 克，乳香、没药各 15 克。

【用法】　上药共研细末，凡士林调和均匀，外敷患处，每日敷 1 次，每次 2 小时。

【主治】　乳腺增生。

9. 方药九

【组成】　乳香、没药各 10 克，大黄 15 克，冰片适量。

【用法】　上药共研细末，用鸡蛋清调敷患处。

【主治】　乳腺增生。

第五节　妊娠呕吐

【概述】

妊娠呕吐多在妊娠早期发生，可能与孕妇体内的绒毛膜促性腺激素水平有关，也可能由孕妇的情绪变化所致。临床以恶心、呕吐、头晕、厌食等为主要特征，严重者可呈持续性剧烈呕吐，不能进食和进水，引起电解质紊乱和酸中毒，甚则可出现肝肾功能损害、神经炎和视网膜出血等。

中医学认为本病属于"恶阻"范畴，多由胃虚失降、肝热犯胃、痰湿阻胃等所致。

【辨证】

1. 胃虚失降型

症见呕恶不食，或食入即吐，脘腹胀闷，神疲乏力，怠惰思睡等。

2. 肝热犯胃型

症见呕吐苦水或酸水，脘闷胁痛，嗳气叹息，头胀而晕，精神抑郁等。

3. 痰湿阻胃型

症见呕吐痰涎，胸闷气促，心悸少寐，口黏无味，不思饮食等。

【治疗】

1. 方药一

【组成】　生姜6克。

【用法】　将生姜烘干，磨成细粉，加水调成糊状，敷于内关穴（双侧），外盖纱布，胶布固定，每日1换，7日为1疗程。

【主治】　胃虚失降型妊娠呕吐。

2. 方药二

【组成】　吴茱萸15克，鲜生姜30克。

【用法】　先将吴茱萸磨成细粉，再加入鲜生姜和匀，捣烂成糊状，敷于涌泉穴（双侧），外盖纱布，胶布固定，每日1换，7日为1疗程。

【主治】　肝热犯胃型妊娠呕吐。

3. 方药三

【组成】　活蚯蚓6条。

【用法】　将蚯蚓洗净，捣烂如泥，敷于涌泉穴（双侧），外盖纱布，胶布固定，每日1换，7日为1疗程。

【主治】　肝热犯胃型妊娠呕吐。

4. 方药四

【组成】　生半夏10克，生姜30克。

【用法】　先将半夏磨成细粉,再把生姜捣烂,调入药粉和匀,敷于中脘穴、脐部,外盖纱布,胶布固定,每日1换,7日为1疗程。

【主治】　痰湿阻胃型妊娠呕吐。

5. 方药五

【组成】　明矾10克,米饭100克。

【用法】　先将明矾磨成细粉,再加入米饭和匀,敷于涌泉穴(双侧),外盖纱布,胶布固定,每日1换,7日为1疗程。

【主治】　痰湿阻胃型妊娠呕吐。

第六节　难　　产

【概述】

难产,又称滞产,是妇产科临床上最为严重的一种病证,如果处理不当,常常是造成产妇死亡的原因之一。导致难产的原因是由于初产妇生产时精神过于紧张、胎位不正,或因产程过长,过度疲倦所致。中医认为,由于产妇盆腔发育不全,致使临产时交骨不开,或因体虚,气血不足,产时无力将胞衣娩出,故出现难产。

【辨证】

1. 气血虚弱型

症见产时阵痛微弱,坠胀不甚,或下血量多,色淡,久产不下,面色苍白,精神疲倦,心悸气短等。

2. 气滞血瘀型

症见久产不下,腰腹剧痛,下血量少,色暗红,面色青暗,精神抑郁,胸脘胀闷,时欲嗳气等。

【治疗】

1. 方药一

【组成】　醋龟板3克,火麻仁7个,麝香0.3克。

【用法】　将上药捣烂成膏,敷于脐下气海穴上。

【主治】 难产。

2. 方药二

【组成】 大麻子 30 克。

【用法】 将大麻子剥皮,捣烂成泥,涂于纱布上,然后敷于产妇的两足底涌泉穴上,可增加宫缩的力量,胎即下。

【主治】 宫缩乏力之难产。

3. 方药三

【组成】 乌梅 1 粒,巴豆 3 粒,白胡椒 7 粒。

【用法】 将上药共研为细末,然后以白酒适量调匀,分别贴于产妇的两侧三阴交穴位上。

【主治】 气滞血瘀型难产。

第七节　产后胞衣不下

【概述】

凡胎儿娩出后,胎盘尚未排出体外者称为"胞衣不下",西医称"胎盘滞留"。临床表现是产后阴道大量流血或出血不止,是导致产妇死亡的原因之一。胞衣不下的原因是由于产妇平素体虚,气血不足,或因产程过长,用力过度,流血过多,身体疲惫不堪;或因子宫过大,羊水过多,使子宫肌肉收缩乏力,导致无力运胞而引起胞衣不下。

【治疗】

1. 方药一

【组成】 蓖麻 7 粒。

【用法】 将蓖麻捣烂如泥,分为两份,分别敷贴于两足底涌泉穴上。

【主治】 因子宫收缩乏力引起的胎衣不下。

2. 方药二

【组成】 花蕊石 2 克,沉香 1 克。

【用法】　将上2味药研末以白酒调匀,敷于人中穴上约2小时。

【主治】　胞衣不下。

3. 方药三

【组成】　伏龙肝50克,甘草15克,醋适量。

【用法】　将伏龙肝(即灶心土)研为细末,以醋调糊状,敷贴神阙穴、关元穴,敷料固定。另将甘草煎汤,乘热内服。约15分钟~20分钟,胞衣可下。

【主治】　胞衣不下。

第八节　产后腹痛

【概述】

产后腹痛是以产妇分娩后下腹部疼痛为主要症状的产科常见病证,又称儿枕痛。多因产时失血过多或受寒,或产后触犯生冷,寒凝血瘀而致。

【治疗】

1. 方药一

【组成】　葱白60克,姜汁10克,细辛4克,牙皂3克。

【用法】　上药共捣烂,调鸡蛋清,敷患处。

【主治】　产后腹痛。

2. 方药二

【组成】　当归20克,生姜12克,川芎12克,桃仁8克,乳香12克。气血虚弱加鸡血藤20克,怀牛膝20克;瘀血内阻加大黄12克,元胡12克,桂枝20克。

【用法】　取穴关元。气血虚弱加腰眼、命门;瘀血内阻加中脘、八髎。将上述药物共研细末,酒醋和调成糊状,敷于所选穴位,外加敷料固定。

【主治】　产后腹痛。

第九节　产后缺乳

【概述】

产后缺乳也称为乳汁不足,指产后乳汁分泌量少或无乳,不能满足婴儿需要。常与产妇体质虚弱、营养不良、精神抑郁等因素有关。

【治疗】

1. 方药一

【组成】　葱白 10 根。

【用法】　上药洗净捣烂后加盐少许,煎成饼,贴敷乳房,每日 1 换,连续贴敷 3 日。

【主治】　缺乳属肝郁气滞症。

2. 方药二

【组成】　蒲公英 15 克,夏枯草 15 克,白酒 1 杯。

【用法】　前 2 味共捣烂,用酒炒热,敷乳房,外盖纱布,胶布固定,每日 1 换。

【主治】　缺乳属肝郁气滞症。

3. 方药三

【组成】　鲜蓖麻叶 240 克。

【用法】　加水 500ml 煮 1 小时,乘温用布浸汁敷乳上。

【主治】　缺乳。

第十节　非特异性外阴炎

【概述】

非特异性外阴炎指不是由特异的病原体引起的外阴炎症。中医学称本病为"阴痒"、"阴疮"、"阴痛"。阴道分泌物增多,外阴皮肤不洁及糖尿病患者的尿液刺激均易引起外阴炎。常见的致病菌为葡萄球菌、链球菌及大肠杆菌。中医学认为,本病的发生,由湿毒内侵或肝经郁热,脾虚生湿,蕴而化热,湿热下注外阴所致。

【治疗】

1. 方药一

【组成】 黄柏 15 克,黄连 15 克,青黛 15 克,元明粉 15 克,冰片 0.6 克。

【用法】 上药共研细末,扑撒在患处。每日 2～3 次,6～7 天为 1 疗程。

【主治】 非特异性外阴炎。

2. 方药二

【组成】 冰片 0.3 克,硼砂 3 克,玄明粉 3 克。

【用法】 上药共研极细末,加甘油制成糊状,将外阴清洗后涂于患处,每日 1 次,7 次为 1 疗程。

【主治】 非特异性外阴炎。

3. 方药三

【组成】 珍珠粉 4.5 克。

【用法】 均匀扑撒在患处,每日 2 次,7 天为 1 疗程。

【主治】 非特异性外阴炎。

第十一节 盆 腔 炎

【概述】

盆腔炎是由于流产、刮宫术、产褥期老法接生,以及不洁性交等原因,引起的子宫内膜炎、输卵管炎、卵巢炎等盆腔炎症的总称。临床上分为急性和慢性两种。急性盆腔炎多见于新近分娩或有流产病史的患者,临床表现为高热、恶寒、下腹部疼痛、白带增多等。慢性盆腔炎因病变多局限于卵巢、输卵管和盆腔的组织内,所以患者常有下腹部不适,隐痛和白带增多等症状。

【治疗】

1. 方药一

【组成】　侧柏叶、大黄、黄柏各 60 克,薄荷、泽兰各 30 克。

【用法】　将上药研为粉末,以水或蜜调成糊状,然后用来敷患者下腹部,每天 1 次,敷至治愈为止。

【主治】　急性盆腔炎局部发热较甚者。

2. 方药二

【组成】　川椒、大茴香、乳香、没药、降香末各等量,面粉适量。

【用法】　将上药研成细末,与面粉调匀,再用高粱酒少许,将药末调湿摊于纱布上,敷于患者的下腹部疼痛处,上面再用热水袋热熨,每天敷 2 次。

【主治】　慢性盆腔炎有包块者。

3. 方药三

【组成】　鲜毛茛全草适量。

【用法】　将上药洗净、切碎、捣烂绞取药汁,加入 15%～20% 羧甲基纤维素,10% 甘油,制成水溶性软膏,外敷于小腹部。每天 1 次,治愈为止。

【主治】　对急慢性盆腔炎均适用。

第十二节　子宫脱垂

【概述】

　　子宫脱垂是指子宫从正常位置沿阴道下降,甚至全部脱出于阴道口的疾病。子宫脱垂多见于经产妇,临床以子宫下垂、小腹下坠、神疲乏力为主要特征。中医学认为本病属于"阴挺"范畴,多由气虚、肾亏以及湿热下注等原因所致。

【辨证】

1. 气虚型

症见子宫下垂,小腹下坠,精神疲惫,心悸气短,小便频数,白带清稀等。

2. 肾亏型

症见子宫下垂,小腹下坠,头晕耳鸣,腰酸腿软,小便频数等。

3. 湿热型

症见子宫下垂,下腹坠痛,带下量多,色黄如脓,气味秽臭,小便黄赤等。

【治疗】

1. 方药一

【组成】　蓖麻子30克。

【用法】　先将蓖麻子去壳留仁,捣烂如泥备用。治疗前先将患者百会穴处头发剪去,洗净,然后将蓖麻泥敷于百会穴上,外盖纱布,胶布固定,外加热水袋热敷。每日2～3次,每次分30钟。蓖麻泥每日1换,7日为1疗程。

【主治】　气虚型子宫脱垂。

2. 方药二

【组成】　蓖麻子。

【用法】　捣烂敷脐下关元穴。

【主治】　子宫脱垂。

3. 方药三

【组成】　活蚌壳1具,冰片适量。

【用法】　将蚌壳煅成净粉,水飞取极细末,每用15克蚌壳粉,下冰片1.5克,研匀,用麻油调为糊状,取鹅毛蘸敷。如分泌物多可以干掺,至治愈止。

【主治】　子宫脱垂。

第十三节　不　孕　症

【概述】

妇女结婚两年以上,配偶健康,精液检查正常而不受孕者,为原发性不孕;正产或流产后,又有数年不孕者,称为继发性不孕。不孕症有属于先天性的,又有属于病理性的,若属先天性的生理缺陷,如无子宫、无卵巢、无子宫内膜、无实质性的子宫和实质性输卵管等,则非药物所能解决。中医学认为本病属于"无子"范畴,多由肾阳亏损或湿热内蕴所致。

【辨证】

1. 肾阳亏损型

症见经期不准,量少色淡,或闭经,神疲畏寒,腰腿酸软,性感淡漠,纳呆便溏等。

2. 湿热内蕴型

症见小腹刺痛,临经更甚,经前乳房作胀,腹胀,月经失调,量或多或少,色紫质黏,经后有秽带等。

【治疗】

1. 方药一

【组成】　芒硝60克,夏枯草30克,路路通30克,水蛭10克。

【用法】　将芒硝、夏枯草、路路通和匀,磨成细粉,装入纱布袋内,隔水蒸热后外敷小腹两侧,每日2～3次,30日为1疗程。

【主治】　湿热内蕴型不孕症。

【附注】　本方适宜于输卵管不通所致的不孕症。

2. 方药二

【组成】　白芥子、吴茱萸、熟附子各等量,黄酒适量。

【用法】　将前3味药共研细末,过筛贮瓶备用。治疗时取药末5～10克,以黄酒适量调和如厚泥状,软硬适度,捏成圆形小药饼,敷贴中极穴,外加纱布覆盖,胶布固定。经 5～6 小时后,局部可发赤、起泡,水泡不需处理,任其自行吸收结痂。敷药时间以月经来潮前 7～10 天为佳,每月贴敷 1 次,连续 3 个月经周期为1 疗程。

【主治】　胞宫寒冷所致的不孕症。

3. 方药三

【组成】　巴戟天、鹿角霜各 6 克,王不留行 5 克,公丁香、小茴各 3 克。

【用法】　上药研末,用醇酒调和,做成饼,如钱币大。取中极、会阴、长强、命门 4 穴,洗净擦热,贴上药饼,用胶布固定。每于经净后第 2 日敷上,药饼干则加酒润湿再敷,连敷 10 天为 1 疗程。

【主治】　不孕症。

【附注】　敷药期间禁止性生活。

第十四节　更年期综合征

【概述】

更年期综合征是指女性在更年期由于卵巢功能衰退,出现以自主神经功能紊乱为主的一系列症状。更年期是绝经前后的一段时期,此时期是妇女从性成熟期进入老年期的一个过渡,持续约3～10 年,包括绝经前期、绝经期和绝经后期 3 个阶段。女性一般在 45～55 岁进入更年期,年轻女士由于手术或放射治疗也可出现更年期综合征的症状。中医名为"绝经前后诸症"。

【治疗】

1. 方药一

【组成】　白芥子。

【用法】　取穴关元、肾俞、肝俞、太冲、心俞、气海、中极、太溪、三阴交、足三里。用白芥子捣泥为丸置于穴位上,用胶布固定,

2～4小时局部灼热瘙痒感时去掉敷药。如皮肤发泡破溃用甲紫药水外搽,隔日敷药 1 次,每次取穴 1 组,交替外敷。10 次为1疗程。

【主治】　更年期综合征。

2. 方药二

【组成】　五倍子 2 份,桂枝 1 份。

【用法】　上药研末,醋调匀后取 3.5 克,置于 1.5 寸见方的纱块上,约钱币大小,0.5 厘米厚,外敷于肺俞穴。每日 1 次,2 日为1疗程。

【主治】　更年期盗汗。

3. 方药三

【组成】　皂角 10 克,白芥子 10 克,白芷 10 克,细辛 5 克,川乌 5 克,红花 10 克,草乌 10 克,芦荟 10 克,桃仁 10 克,杏仁 10 克,草决明 10 克,白花椒 5 克,山栀 20 克,使君子 10 克,冰片 2 克。

【用法】　将上药共为细末,取适量姜汁调成膏状,摊于方形纱块上,每张纱块上摊药 5 克。取穴:天突、膻中、中脘、神阙、身柱、灵台、至阳、足三里、内关,可选取其中 5 个穴,交替敷贴 48～72 小时,2 次为 1 疗程。

【主治】　更年期综合征。

4. 方药四

【组成】　朱砂 5 克,研成细粉。

【用法】　治疗时,用纱布块涂上少许浆糊再粘上朱砂,分别贴在病人双侧涌泉穴上,用胶布固定。每晚睡前先用热水泡脚,然后做足底按摩几分钟后再贴药,每日治疗 1 次,可连续应用。

【主治】　更年期综合征见失眠心悸。

第五章 儿科疾病的中药外敷疗法

第一节 小儿高热

【概述】

小儿高热是小儿疾病的常见症状,常作为急诊的指标,按急症处理。其临床表现以体温(口腔)超过 39℃,身体灼热、烦渴、脉数等为特征。常见于感冒、急性感染性疾病、急性传染病。中医认为高热是邪正相争的全身性反应,主要见于中医外感温热病过程中,有"壮热"、"暴热"、"灼热"、"烦热"之称。

【治疗】

1. 方药一

【组成】 生栀子、生石膏、绿豆各 30 克。

【用法】 上药共研为细末,鸡蛋清调成稠膏,制成药饼 5 个,分别敷于两手心(劳宫穴)、两脚心(涌泉穴),及胸前区剑突下。外盖纱布,胶布固定,热退去药。

【主治】 小儿高热。

2. 方药二

【组成】 燕子窝泥适量,地龙 3～5 条,田螺肉 7 个,雄黄 5 克。

【用法】 上药共捣烂,加麻油适量,鸡蛋清 2 个,拌匀,作饼 2 个,分别敷前额与心窝部,热退去药。

【主治】　小儿高热。

3. 方药三

【组成】　栀子粉 10 克,鸡蛋 1 枚(取清)。

【用法】　取蛋清与栀子粉调成稠糊状,做成药饼(厚如 3 个 5 分硬币)摊于布上。男左女右,敷于涌泉穴,包扎约 8 小时。每日 1 次,连用 3 日。发热抽搐者,加敷内关穴。

【主治】　小儿因流感、腮腺炎、风疹等疾病引起的高热及夏季热。

4. 方药四

【组成】　生山栀 9 克。

【用法】　将生山栀研碎,浸入少量的 70% 酒精或白酒中 30～60 分钟,取浸泡液与适量面粉和匀,制成 4 个如 5 分币大小的面饼。临睡前贴压于患儿的涌泉穴(双)、内关穴(双),外敷纱布,再用胶布固定,次晨取下,以患儿皮肤呈青蓝色为佳。

【主治】　小儿感冒发热。

5. 方药五

【组成】　绿豆 90～120 克,鸡蛋 1 枚。

【用法】　绿豆研粉炒热和蛋清做饼敷胸部,三四岁患儿敷 30 分钟取下。不满 1 岁者 15 分钟取下。

【主治】　小儿感冒稽留热。

6. 方药六

【组成】　大黄 6 克,芒硝 3 克。

【用法】　上药共研细末,用井底泥适量,入药末调匀,加少量水做成饼状,贴敷太阳穴。

【主治】　小儿高热。

第二节　肺炎喘嗽

【概述】

肺炎喘嗽是小儿时期常见的一种肺系疾病,以发热、咳嗽、痰壅、气促、鼻扇为临床主症。本病一年四季都可发生,尤以冬春二季为多。任何年龄小儿皆可发病,以婴幼儿为多发。年龄越小,病情重者越多。若素体虚弱,或感邪较重,或病势凶猛,可迅速出现心阳虚衰、邪陷厥阴之变证。小儿肺炎喘嗽发生的原因,主要有外因和内因两大类。外因责之于感受风邪,或由其他疾病传变而来,小儿寒温失调,风邪外袭而为病,风邪多夹热或夹寒为患,其中以风热为多见。内因责之于小儿形气未充,肺脏娇嫩,卫外不固,如先天禀赋不足,或后天喂养失宜,久病不愈,病后失调,则致正气虚弱,腠理不密,而易为外邪所中。西医学称肺炎喘嗽为小儿肺炎。

【辨证】

1. 风寒闭肺

恶寒发热,无汗,呛咳气急,痰白而稀,口不渴,咽不红,舌质不红,舌苔薄白或白腻,脉浮紧,指纹浮红。

2. 风热闭肺

发热恶风,咳嗽气急,微有汗出,痰多,痰黏稠或黄,口渴咽红,舌红,苔薄白或黄,脉浮数。重证则见高热烦躁,咳嗽微喘,气促鼻扇,喉中痰鸣,面红,尿黄,大便干,舌质红,舌苔黄,脉滑数,指纹紫滞。

3. 痰热闭肺

发热烦躁,咳嗽喘促,气急鼻扇,喉间痰鸣,口唇紫绀,面赤口渴,胸闷胀满,泛吐痰涎,舌质红,舌苔黄,脉象弦滑。

4. 毒热闭肺

高热持续,咳嗽剧烈,气促鼻扇,喘憋,涕泪俱无,鼻孔干燥,面赤唇红,烦躁口渴,小便短黄,大便秘结,舌红而干,舌苔黄腻,脉滑数。

5. 阴虚肺热

病程较长,低热盗汗,干咳无痰,面色潮红,舌质红乏津,舌苔花剥、少苔或无苔,脉细数。

6. 肺脾气虚

低热起伏不定,面白少华,动则汗出,咳嗽无力,喉中痰嘶,食欲不振,大便溏薄,舌质偏淡,舌苔薄白,脉细无力。

【治疗】

1. 方药一

【组成】　天花粉、黄柏、乳香、没药、樟脑、大黄、生天南星、白芷各等份。

【用法】　上药共研细末。用温食醋调和成膏状,置于纱布上,贴在胸部两侧中府、屋翳穴,每日1～2次。

【主治】　支气管肺炎。

2. 方药二

【组成】　肉桂12克,丁香16克,制川乌15克,制草乌15克,乳香15克,没药15克,当归30克,红花30克,赤芍30克,川芎30克,透骨草30克。

【用法】　上药加凡士林制成10%油膏,敷背部。

【主治】　小儿肺炎。

3. 方药三

【组成】　白芥子、苏子、莱菔子、葶苈子各等量。

【用法】　上药研为细末,装瓶备用。取药末30克加面粉等量,以温开水调成糊状,涂在棉花或数层纱布上,厚约3cm。贴在患儿的胸、背部(局部皮肤涂麻油),外面再用毛巾或干布包好。经过10～15分钟,待皮肤发红,即可取下,再用温湿纱布擦拭敷药处,让患儿盖好衣被睡觉。每日2～3次,3日为1疗程。

【主治】　小儿肺炎。

【附注】　服药时注意避开心脏部位。

4. 方药四

【组成】　生石膏 12 克,明矾、血余炭各 3 克,枳实、瓜蒌霜各 6 克。

【用法】　将上药共研成细末,用白酒调成糊状,然后敷贴于胸部,每天 1 次。

【主治】　小儿肺炎。

5. 方药五

【组成】　白芥子末、面粉各 30 克。

【用法】　上药加水调和,纱布包敷背部,每日 1 次,每次约 15 分钟,出现皮肤发红为止。

【主治】　小儿肺炎。

6. 方药六

【组成】　杏仁、栀干、桃仁各等份。

【用法】　上药共为细末备用。用时取鸡蛋清少许将适量药末调成糊状,摊在纱布上,敷于膻中穴。每日 1 换。

【主治】　小儿肺炎。

7. 方药七

【组成】　白芥子、延胡索、细辛各 2 份,甘遂 1 份,东莨菪碱注射液适量。

【用法】　将前 4 味研细末混匀,密封备用。用时取药粉 5 克,东莨菪碱注射液 0.6m 克混合成膏状,分成两份,均压成 2cm 直径的药饼,置于 3.5cm×3.5cm 胶布上,敷贴穴位。2～8 小时局部有痒、烧灼、痛感时取掉。取穴:肺俞、膈俞、百劳、膏肓及阿是穴(肺部啰音显著处)。每次选 2 穴,2 日 1 次,4 次为 1 疗程。

【主治】　小儿肺炎。

【备注】

(1)保持室内空气流通,室温以 18～20℃ 为宜,相对湿度 60%。

(2)保持呼吸道通畅,及时清除呼吸道分泌物,变换体位,以利痰液排出。

(3)加强营养,饮食应富含蛋白质和维生素,少量多餐,重症不能进食者,可给予静脉营养。高热患儿宜多饮水,给予半流食,忌食油腻及刺激食品,以防助热生痰。

(4)不同病原体肺炎患儿应分室居住,以免交叉感染。

(5)对于重症肺炎患儿要加强巡视,密切观察病情变化。

第三节　百　日　咳

百日咳是由百日咳嗜血杆菌引起的急性呼吸道传染病,一年四季均可发生,但以冬春季较多,常见于 5 岁以下儿童,主要通过咳嗽时飞沫传播。临床主要表现为初起似外感,继而出现阵发性痉咳,咳后有鸡鸣样回声,夜间重,白天轻,咳至咳出大量黏液而暂停,如此反复痉咳,一次比一次加剧,整个病程约 3 个月左右,故名百日咳。中医学认为本病属于"顿咳"范畴,多由外感时邪,内蕴伏痰所致。

【辨证】

1. 风邪袭表型

多为百日咳初咳期。症见喉痒咳嗽,咳痰不畅,入夜尤甚,伴有鼻塞流涕,怕冷发热等。

2. 邪郁化热型

多为百日咳痉咳期。症见咳嗽阵作,日轻夜重,咳时连声不已,咳剧时伴有如鸡鸣样的深吸气吼声,吐出痰涎或食物后,痉咳方可暂停。

【治疗】

1. 方药一

【组成】　生麻黄 6 克,黄酒适量。

【用法】　先将生麻黄捣烂,加入黄酒炒热,趁热敷于两侧肺俞穴,外盖纱布固定,每日 1 换。7 天为 1 疗程。

【主治】　百日咳属风邪袭表型。

2. 方药二

【组成】　新鲜紫皮大蒜 5 枚。

【用法】　将大蒜捣烂如泥,敷贴于涌泉穴,男左女右,外盖纱布固定,每日 1 换,7 天为 1 疗程。

【主治】　百日咳属风邪袭表型。

3. 方药三

【组成】　阿魏 1 块(约 3～6 克),关节止痛膏 1 张。

【用法】　将阿魏打碎,放置在关节止痛膏中,敷贴于天突穴,每日 1 换,7 天为 1 疗程。

【主治】　百日咳属风邪袭表型。

4. 方药四

【组成】　吴茱萸 10 克,细辛 10 克,葶苈子 10 克,檀香 10 克,百部 10 克,甘遂 5 克,生大蒜、猪胆汁各适量。

【用法】　先将吴茱萸、细辛、葶苈子、檀香、百部、甘遂和匀,磨成细粉,装瓶密封。用时每取药粉 10 克,加生大蒜捣烂如泥,再用猪胆汁调至稠膏状,分别贴于神阙、身柱、涌泉(双)、膏肓(双)等穴,1 次贴 8～12 小时,每日 1 换,7 天为 1 疗程。

【主治】　百日咳属邪郁化热型。

5. 方药五

【组成】　百部 30 克。

【用法】　上药研为细末,用鸡苦胆汁(或猪苦胆汁)调成药饼,做成 2 个,分别贴敷于胸部膻中穴和肚脐,外盖塑料薄膜、纱布,胶布固定。

【主治】 百日咳属风邪袭表型。

6. 方药六

【组成】 麻黄 1.5 克,面粉、甜酒各 9 克。

【用法】 麻黄研末同余 2 味调和为饼,贴第三脊椎骨处 24 小时,敷 2～3 次。又方麻黄研取末,加酒适量炒热贴敷患儿肺俞穴。

【主治】 百日咳。

7. 方药七

【组成】 生白矾 30 克。

【用法】 上药细研,醋调敷两足心。

【主治】 百日咳。

8. 方药八

【组成】 阿魏 9 份,甜葶苈 1 份。

【用法】 上药混合捣碎,敷膻中穴。

【主治】 百日咳。

【备注】

(1)居室空气新鲜,但又要防止受凉,避免接触烟尘、异味、辛辣等刺激物。

(2)注意休息,保证充足睡眠,保持心情愉快,防止精神刺激或情绪波动诱发痉咳。

(3)饮食富营养易消化,避免煎炸、辛辣、酸咸等刺激性食物。宜少食多餐,防止剧咳时呕吐。幼小患儿要注意防止呕吐物呛入气管,避免引起窒息。

第四节　水　　痘

水痘是由外感时行邪毒引起,以发热,皮肤分批出现皮疹,丘疹、疱疹、结痂同时存在为特征的一种小儿常见发疹性时行疾病。由外感时行邪毒所致。

本病一年四季均可发生,但以冬春季节发病最多。任何年龄皆可发病,以6～9岁小儿为多见。一般预后良好,少数患儿可因感邪深重而出现邪毒内陷厥阴或邪毒闭肺之变证,甚或危及生命。

【辨证】

1. 邪伤肺卫

发热轻微,或无热,鼻塞流涕,喷嚏,咳嗽,1～2天后皮肤出疹,疹色红润,疱浆清亮,根盘红晕不明显,点粒稀疏,伴有痒感,舌苔薄白,脉浮数。

2. 毒炽气营

壮热烦躁,口渴欲饮,面赤唇红,口舌生疮,疱疹稠密,疹色紫暗,疱浆混浊,根盘红晕,大便干结,小便短黄,舌红或绛,苔黄糙而干,脉数有力。

【治疗】

1. 方药一

【组成】　青黛、生牡蛎、滑石各等份。

【用法】　上药共研细粉。以适量麻油调成糊状,使用时将药糊轻轻涂于患处薄薄一层,每日1～2次。

【主治】　水痘。

2. 方药二

【组成】　绿豆49粒,豌豆49粒,珍珠(煅)0.3克,头发(烧灰)0.3克。

【用法】　上药共为末,以凉开水调成膏,用消毒针拨开疮头,然后涂敷患处。

【主治】　水痘。

【备注】

(1)保持室内空气流通、新鲜,注意避风寒,防止发生感染。

(2)饮食宜清淡、易于消化,多饮温开水,忌食辛辣刺激性食物。

（3）保持皮肤清洁，避免瘙抓损伤皮肤，内衣要柔软勤换，以防擦破皮肤，引起感染。

（4）水痘患儿禁用激素，对原用激素者应及时减至生理量。

第五节　麻　　疹

【概述】

麻疹是由麻疹病毒经呼吸道传播的一种急性传染病，好发于冬春两季，学龄前儿童容易发病。由于此病容易传播流行，所以少者一村一屯流行，严重者遍及一乡一县。在患病早期，患儿常有发热、流鼻涕、打喷嚏、眼睛流泪、怕光、眼睑浮肿等，与感冒症状极为相似。一般发热2～3日后开始出疹，首先患儿的口腔颊部黏膜上出现白点，周边有红晕，称"麻疹黏膜斑"，以后于耳后、发际、颈部、面部、胸背部和四肢，最后在手心、足底上也会出现红色的斑丘疹，约3～5日出齐。以后按出疹的顺序逐渐隐退，约1～3周退净，恢复健康。如果发生合并症容易导致死亡。中医认为，麻疹是感受麻毒时邪所致，麻毒时邪主要侵犯肺脾，入肺后则有发热、咳嗽、流涕等症状，邪伤脾胃，则饮食不振；外达肌腠则疹点红赤。

【治疗】

1. 方药一

【组成】　牵牛子15克，白矾30克，面粉少许。

【用法】　将上药共研成细末，以醋调和为饼状，然后敷两足底涌泉穴4～6小时，每天1次。

【主治】　麻疹并发肺炎。

2. 方药二

【组成】　葱根1条，胡椒3粒，红糖适量。

【用法】　将葱根洗净，与胡椒末、红糖共捣烂，拌匀后外敷于患儿的手足心上，敷至麻疹出齐为止。

【主治】　麻疹该出不出，或出而不透者。

3. 方药三

【组成】　朱砂1克，轻粉1.6克，火麻仁5粒。

【用法】　将诸药共捣烂如泥，敷于患儿的双足底涌泉穴上，布包1小时左右，将药弃去。

【主治】　麻疹后眼生翳膜者。

第六节　流行性腮腺炎

【概述】

流行性腮腺炎，是一种以发热、腮部肿胀疼痛为特征的急性传染病。多发生于冬春季节，任何年龄均可发病，但以学龄前及学龄期儿童为多见，2岁以下小儿很少罹患。在群居的儿童中可相互传染，造成小范围内流行。患病后如治疗得当，预后一般良好，亦有少数男孩可并发偏坠（睾丸炎）。本病中医称痄腮，是由风温邪毒蕴结少阳经脉，气血壅滞不散所致。

【辨证】

1. 邪犯少阳型

轻微发热恶寒，一侧或两侧耳下腮部漫肿疼痛，触之痛甚，咀嚼不便，或有头痛、咽红疼痛、纳少，舌质红，苔薄白或薄黄，脉浮数。

2. 热毒壅盛型

高热，一侧或两侧耳下腮部漫肿胀痛，范围大，坚硬拒按，张口咀嚼困难，或有烦躁不安，面赤唇红，口渴欲饮，头痛呕吐，咽红肿痛，颌下肿块胀痛，纳少，尿少而黄，大便秘结，舌质红，舌苔黄，脉滑数。

3. 毒窜睾腹型

腮部肿胀同时或腮肿渐消时，一侧或双侧睾丸肿胀疼痛，或脘腹疼痛,少腹疼痛,痛时拒按,或伴发热、呕吐,溲赤便结,舌红,苔黄,脉数。

【治疗】

1. 方药一

【组成】 鲜蒲公英 100 克。

【用法】 将鲜蒲公英捣烂如泥,敷于患处,每日可敷 2～3 次,以保持敷贴的药泥不干燥为度,7 日为 1 疗程。

【主治】 邪犯少阳型痄腮。

【附注】 如无鲜蒲公英,则以干品磨成细粉,用鸡蛋清调敷患处亦可。

2. 方药二

【组成】 大青叶 50 克。

【用法】 将大青叶磨成细粉,加适量水调成糊状,敷于患处,每日敷 1 次,每次 8 小时左右,7 日为 1 疗程。

【主治】 邪犯少阳型痄腮。

3. 方药三

【组成】 仙人掌、明矾各适量。

【用法】 将仙人掌去皮去刺,与明矾一起捣烂如泥,敷于患处,稍干即换药,至肿消为止。

【主治】 邪犯少阳型痄腮。

4. 方药四

【组成】 生芋头、红糖各适量。

【用法】 将生芋头去粗皮,切碎,与红糖一起捣烂如泥,敷于患处,每日敷 1～2 次,5 日为 1 疗程。

【主治】 邪犯少阳型痄腮。

【附注】 本方也可用于疗疮肿毒初起者。

5. 方药五

【组成】 生大黄 5 克,食醋适量。

【用法】　将生大黄磨成细粉,加食醋调成糊状,涂于纱布上,范围略大于肿胀部位,贴于患处。为防止药糊外渗,纱布外可加一层塑料薄膜,胶布固定,每日敷 1~2 次,7 日为 1 疗程。

【主治】　热毒壅盛型痄腮。

6. 方药六

【组成】　青黛 30 克,紫金锭 1 支,食醋适量。

【用法】　将青黛、紫金锭磨成细粉,和匀,加食醋调成糊状,敷于患处,每日 1 换,7 日为 1 疗程。

【主治】　热毒壅盛型痄腮。

7. 方药七

【组成】　六神丸 10 粒,食醋适量。

【用法】　将六神丸磨成细粉,加食醋调成糊状,敷于患处,每日 1 换,7 日为 1 疗程。

【主治】　热毒壅盛型痄腮。

【附注】　若配合口服六神丸 4~6 粒,每日 3 次,则效果更好。

8. 方药八

【组成】　白颈蚯蚓若干条。

【用法】　将蚯蚓洗净,放入玻璃杯内,加等量白糖腌渍 15~20 分钟,蚯蚓即逐渐分泌出黄白色黏液,旋即用玻璃棒用力搅拌至糊状,装瓶备用。每次取药糊适量外敷患处,外盖纱布固定,约 2~3 小时换药 1 次,以保持患处湿润,换药前先用冷盐开水清洗皮肤,7 日为 1 疗程。

【主治】　热毒壅盛型痄腮。

【附注】　本方外敷还可治疗带状疱疹。

9. 方药九

【组成】　大黄、芒硝、赤小豆各 100 克,白矾 20 克,凡士林 300 克。

【用法】　先将前 4 味药研为细末,过 8000 目筛后,再将凡士林加温溶化,与药粉调匀成膏,贮于瓶中备用。临用时将药膏摊于敷料上,贴敷于两侧的腮腺部位,胶布固定。每天换药 1 次。

【主治】　腮腺炎。

10. 方药十

【组成】　蟾蜍 1 只。

【用法】　取蟾蜍 1 只清水洗净,去头及内脏,再将皮剥下剪成手掌大小,然后敷贴于患腮部,8 小时左右可自然干燥而脱落,此时可浸水后重贴或更换新鲜蟾皮再贴,贴至消肿为止,一般 2～3 天可愈。

【主治】　腮腺炎。

11. 方药十一

【组成】　相思子 20 克,鸡蛋 1 个。

【用法】　将相思子研为粉末,取 1/2 与鸡蛋清搅匀成糊状,摊于纱布上,外敷于患腮上,每天换药 1 次,一般 1～3 次即愈。

【主治】　流行性腮腺炎。

12. 方药十二

【组成】　夏枯草、连翘、川芎各 500 克,白及、板蓝根、栀子各 300 克。

【用法】　将上药加温至 80℃以上烘干,研为细粉,拌匀后备用。临用时取药粉适量加入温开水调成糊状,将药糊涂于塑料布或棉纸上,厚约 0.4cm 左右,用以敷患处,每天换药 1 次,治愈为止。

【主治】　急性腮腺炎。

13. 方药十三

【组成】　吴茱萸、虎杖、紫花地丁各 9 克,胆南星 3 克。

【用法】　将上药共研成粉末,每次取药粉 6～15 克,加醋适量,调成糊状,敷于患者两足底涌泉穴上,每天 1 次,连敷 3～4 次即愈。

【主治】　急性腮腺炎。

14. 方药十四

【组成】　如意金黄散、青黛散、紫金锭（即玉枢丹）、玉露膏、大黄粉。

【用法】　上药任选 1 种适量，以醋或茶水调，外敷患处。每日1～2 次。

【主治】　腮腺炎腮部肿痛。已破溃者禁用。

15. 方药十五

【组成】　新鲜仙人掌 1 块。

【用法】　仙人掌去刺，洗净后捣泥或切成薄片，贴敷患处。每日 2 次。

【主治】　腮腺炎腮部肿痛。

16. 方药十六

【组成】　鲜生地、鲜蒲公英、鲜芙蓉花叶、鲜败酱草、鲜马齿苋。

【用法】　上药任选 1 种，也可两种合用，适量捣烂外敷患处。每日 1～2 次。

【主治】　腮腺炎腮部肿痛。

17. 方药十七

【组成】　青黛 10 克，大黄 10 克，皂刺 10 克，荔枝核 10 克，鲜芙蓉叶、鲜败酱草各适量。

【用法】　前 4 味研细末，鲜芙蓉叶、鲜败酱草捣烂。将药物混合、调匀，敷睾丸肿痛部位，并用布带托起睾丸，药干则用清水调湿继用。每日 1 次。

【主治】　腮腺炎睾丸肿痛者。

18. 方药十八

【组成】　连翘粉 60 克，大黄粉 60 克，黄酒 120 克。

【用法】　上 3 味和匀敷小孩腮部，如干兑白开水调稀再敷。

【主治】 小儿痄腮。

19. 方药十九

【组成】 黄柏 7 份,生石膏 3 份。

【用法】 上药共研细粉,用时取适量药粉调敷患处,外盖塑料膜,纱布固定。每日 1 次,连敷 2～3 次。

【主治】 流行性腮腺炎。

20. 方药二十

【组成】 生大黄适量。

【用法】 将生大黄研细末,装瓶备用。用时取大黄粉 1.5～3克,用生理盐水调成软膏状,涂于纱布,敷于患处,用胶布固定。

【主治】 流行性腮腺炎。

21. 方药二十一

【组成】 赤小豆 30 克,大黄 15 克,青黛 30 克。

【用法】 先将赤小豆、大黄研细末,再与青黛和匀分成 5 包,备用。用时以 1 包药末以 2 个鸡蛋清调成稀糊,用物蘸药涂两腮部,干后再涂,不拘次数。

【主治】 流行性腮腺炎。

22. 方药二十二

【组成】 穿山甲、乳香、没药、赤芍、连翘、生军、栀子、大青叶、板蓝根各 1 份,五灵脂 5 份。

【用法】 上药研极细,用蜂蜜调成膏状,冷后摊纱布敷贴腮肿处。敷药面应大于腮肿,每 30～36 小时换药 1 次。

【主治】 腮腺炎。

23. 方药二十三

【组成】 食醋、墨汁各等份。

【用法】 将二者混匀,每日涂患处 4～6 次;或用纱布 1 块,泡浸食醋,贴敷患处,每日数次。

【主治】 腮腺炎。

24. 方药二十四

【组成】　薄荷、白芷各 30 克,大黄、姜黄各 15 克,乳香、没药、蜂房各 9 克。

【用法】　上药共研细末,蜂蜜和酒调敷。

【主治】　痄腮(流行性腮腺炎)。

25. 方药二十五

【组成】　紫花地丁 30 克,青黛 15 克,蒲公英 30 克,大黄 30 克,冰片 15 克。

【用法】　上药共研细末,分成 3 小包备用。每取药末 1 小包,鸡蛋清 2 个,调敷患处。每天换药 1 次。

26. 方药二十六

【组成】　川大黄 30 克,赤小豆 60 克,白及 60 克,陈醋 60 克。

【用法】　前 3 味共研细末,醋煎沸入药末调匀成糊,敷患处,每日 1 次。

【主治】　痄腮。

27. 方药二十七

【组成】　鲜土豆 1 个,白矾 6 克。

【用法】　土豆洗净,同白矾捣烂敷患处,干则换之。

【主治】　腮腺炎。

28. 方药二十八

【组成】　黄连、大黄、吴萸各 10 克,胆南星 7 克。

【用法】　上药共研细末,用醋或开水调成糊状,分成 2 份,晚上分贴两脚心涌泉穴,包扎固定,次晨去掉,连敷 3 个晚上。

【主治】　流行性腮腺炎。

29. 方药二十九

【组成】　硫磺 30 克,荞麦面 45 克。

【用法】　上药共为细末,用白酒调和敷患处,药干后再调。

【主治】　腮腺炎。

30. 方药三十

【组成】　土蜂窝一个。

【用法】　上药研末,蜜或香油调敷患处。

【主治】　腮腺炎。

31. 方药三十一

【组成】　葶苈子 30 克,芒硝 15 克。

【用法】　上药共研细末,用醋调敷患处,干即换。

【主治】　腮腺炎。

32. 方药三十二

【组成】　生半夏 30 克,仙人掌 50 克(去刺)。

【用法】　半夏研末和仙人掌捣泥,加鸡蛋清适量,调匀外敷。每日换药 1 次。

【主治】　腮腺炎。

33. 方药三十三

【组成】　大黄、芒硝。

【用法】　生大黄研末过 100 目筛,和芒硝细末,用醋调糊状敷患处。

【主治】　痄腮。

34. 方药三十四

【组成】　猪胆汁适量。

【用法】　将上药干燥成膏状,摊厚纸上,贴敷肿处,胶布固定,每日敷 1 次。

【主治】　腮腺炎。

35. 方药三十五

【组成】　鹿角霜 15 克,板蓝根 10 克,青黛粉 16 克,冰片 5 克,50 度白酒 30ml。

【用法】　上方前 2 味共研细末,入冰片研粉末,再加青黛用白酒调匀,涂患处,每 3 小时涂 1 次。

【主治】　流行性腮腺炎。

36. 方药三十六

【组成】　红硇砂 45 克,芒硝 10 克,月石 10 克,雄黄 15 克,朱砂 60 克,冷霜适量。

【用法】　先将前 5 味药共研细末,过 120 目筛,然后与冷霜按等量递增法充分搅拌均匀备用。根据病变范围大小,取适量药膏摊贴局部。1～2 天换药 1 次,至愈为度。

【主治】　流行性腮腺炎。

37. 方药三十七

【组成】　木瓜、蒲公英、虎杖各 60 克,大黄 150 克,乳香、没药、土鳖虫、蒲黄、五灵脂各 30 克。

【用法】　上药共为细末,以凡士林或蜂蜜适量调匀,外敷患处。每日换药 1 次,连用 3 日为 1 疗程。

【主治】　流行性腮腺炎。

38. 方药三十八

【组成】　黄连、大青叶、雄黄、大黄各等量。

【用法】　上药共为细末,以凡士林调匀,敷于患处。保留 12 小时,次日换药。共敷 3 次。

【主治】　流行性腮腺炎。

39. 方药三十九

【组成】　朱砂、青黛各 15 克,凡士林 50 克。

【用法】　将朱砂先用少量乙醇研成粉末状,凡士林加热熔化后将两药加入混匀,再以 3％的比例加入氮酮,反复搅匀即得。视腮肿范围大小,取药膏适量,摊涂在中间衬有油纸的敷料上,贴于肿胀部位,面积要大于腮肿区,每日换药 1 次,至肿消为止。

【主治】　流行性腮腺炎。

40. 方药四十

【组成】　仙人掌、鸭蛋清各适量。

【用法】 将仙人掌洗净去刺,剖开捣烂,加鸭蛋清调匀,装罐。用时视腮腺部肿大范围,取药膏摊在消毒纱布上(布厚约0.5mm),敷贴患处,每日换药 1 次。

【主治】 流行性腮腺炎。

41. 方药四十一

【组成】 胆南星、黄芩各 30 克,大黄、芒硝、吴茱萸各 50 克。

【用法】 将上药研末过 80 目筛,贮瓶备用。根据肿块大小,取适量药末,用食醋调成糊状,用敷料块贴于患处。每日换药 1 次。

【主治】 流行性腮腺炎。

42. 方药四十二

【组成】 大黄 15 克,黄柏、青黛各 10 克,冰片 3 克。

【用法】 上药研为细末。用本品适量,加鸭蛋清调匀,外敷于患处,每日 3 次。

【主治】 流行性腮腺炎。

43. 方药四十三

【组成】 鲜合欢皮 50 克,冰片 1 克,芒硝 3 克。

【用法】 上药捣碎,加蛋清适量,调成糊状。根据患部大小,取药适量,涂于纱布上贴于患部,胶布固定,每日换药 1 次,治疗3～9日。

【主治】 流行性腮腺炎。

44. 方药四十四

【组成】 黄连 20 克,黄柏、大黄、吴茱萸各 10 克,胆南星5 克。

【用法】 上药共研细末,过 100 目筛。取 10 克用水调成糊状,分摊于两块纱布上,外敷两脚心,固定,4 日为 1 疗程。第 1 疗程的前 2 日昼夜用药,以后每夜用药。

【主治】 流行性腮腺炎。

【备注】

(1)发病期间应隔离治疗,直至腮部肿胀完全消退后3天为止。患儿的居室应空气流通,衣被、用具等物品均应煮沸消毒。居室用食醋加水熏蒸,每次30分钟,每日1次,进行空气消毒。

(2)患儿应卧床休息,直至热退、腮肿消退为止。并发睾丸炎者适当延长卧床休息时间。

(3)给予易消化、清淡流质饮食或软食为宜,忌食酸、硬、辣、油腻等刺激性和难消化食物。每餐后用生理盐水或4%硼酸溶液漱口或清洗口腔,以保持口腔清洁。要多饮开水,保证充足的液体摄入。

(4)密切观察高热、头痛、嗜睡、呕吐者的病情,及时发现并发症,并给予必要的处置。睾丸肿大痛甚者,局部可给予冷湿敷,并用纱布做成吊带,将肿胀的阴囊托起。

第七节　鹅　口　疮

【概述】

鹅口疮是由白色念珠菌引起的一种感染性口腔疾病,是儿科常见病。鹅口疮以口腔、舌上漫生白屑,状如鹅口为特征。因其色白似雪片,故又名"雪口"。本病一年四季均可发生,多见于新生儿以及久病体弱的婴幼儿。症状一般较轻,治疗及时,预后良好;若邪盛正虚,白屑堆积,蔓延至鼻腔、咽喉、气道、胃肠则可影响吮乳、呼吸、消化,甚或危及生命。本病主要由胎热内蕴,或患大病、久病,正气亏虚,或调护不当,口腔不洁,感受秽毒之邪所致。好发于体弱久病的婴幼儿。

【辨证】

1. 心脾积热型

口腔舌面满布白屑,周围黏膜红赤较甚,面赤,唇红,烦躁不宁,或伴发热、吮乳多啼,口干或渴,小便黄赤,大便干结,舌质红,苔黄厚,脉滑数或指纹紫滞。

2. 虚火上炎型

口腔舌上白屑稀散,周围黏膜红晕不著,形体消瘦,颧红盗汗,手足心热,口干不渴,可伴低热,虚烦不安,舌质红,苔少,脉细数或指纹淡紫。

【治疗】

1. 方药一

【组成】 大青叶 30 克。

【用法】 将大青叶加水适量浸泡后,小火煎至浓汁,冷却后涂敷患处,每日 3～5 次,7 日为 1 疗程。

【主治】 心脾积热型鹅口疮。

2. 方药二

【组成】 吴茱萸 5 克,食醋适量。

【用法】 先将吴茱萸磨成细粉,加入食醋调成糊状,临睡前敷于涌泉穴(双),外用胶布固定,次日早晨揭去,每日 1 换,7 日为 1 疗程。

【主治】 虚火上炎型鹅口疮。

【附注】 如外敷后局部起泡,则必须停用,以防感染。

3. 方药三

【组成】 密陀僧 5 克,食醋适量。

【用法】 将密陀僧磨成细粉,加入食醋调成糊状,临睡前敷于涌泉穴(双),外用胶布固定,次日早晨揭去,每日 1 换,7 日为 1 疗程。

【主治】 虚火上炎型鹅口疮。

4. 方药四

【组成】 冰硼散、青黛散、紫金锭、珠黄散、西瓜霜喷剂。

【用法】 上药任选 1 种,每次适量,涂敷患处,每日 3～4 次。

【主治】　心脾积热型鹅口疮。

5. 方药五

【组成】　锡类散、养肌生肌散。

【用法】　上药任选 1 种,每次适量,涂敷患处,每日 3～4 次。

【主治】　虚火上炎型鹅口疮。

6. 方药六

【组成】　肉桂、附子各等量。

【用法】　肉桂、附子共研细粉,装瓶备用。每次取 10～20 克,加适量面粉,用高粱酒调成糊状,贴敷两足涌泉穴,1～2 小时后取下。

【主治】　虚火上炎型鹅口疮。

7. 方药七

【组成】　吴茱萸 15 克,胡黄连 6 克,大黄 6 克,生南星 3 克。

【用法】　上药共研细末。1 岁以内每次用 3 克,1 岁以上可增至 5～10 克,用醋调成糊状,晚上涂于患儿两足心,外加包扎,晨起除去。

【主治】　各种证型鹅口疮。

8. 方药八

【组成】　生半夏 6 克,黄连、栀子各 3 克,陈醋少许。

【用法】　将前 3 种药研成粉末,然后用陈醋调成糊状,临睡前敷于患儿两足底涌泉穴上,纱布包扎好,重者可连敷 2～4 次。

【主治】　小儿鹅口疮。

9. 方药九

【组成】　吴茱萸 10 克,附子 10 克。

【用法】　上药共研细末,米醋调稀糊状,分摊两块塑料膜上,每日晚敷两脚(涌泉穴),外盖纱布,胶布固定,次晨去掉,连用 2 晚。

【主治】　小儿鹅口疮,心脾郁热证。

10. 方药十

【组成】　冰片、半夏、南星各 9 克,巴豆 1 粒。

【用法】　上药共研细末,开水调成糊状,摊于清洁布上,敷贴足心涌泉穴,于外包扎固定,卧床休息 24 小时后取下。用药不宜时间过长,以免发红起泡。

【主治】　鹅口疮、口疮、口糜。

11. 方药十一

【组成】　白芥子、莱菔子、地肤子各 102 克,食醋适量。

【用法】　将前 3 味用沙锅文火炒至微黄,共研为细末,用食醋(煮沸,放置温热)调成膏状。把药膏分涂于 2cm 见方的纱布或白布上,膏厚 2mm、1cm 见方。将其贴于患儿两足心涌泉穴,胶布固定。每日 1 次,可连用 3～5 次。

【主治】　小儿鹅口疮。

12. 方药十二

【组成】　巴豆仁 1 克,西瓜子仁 0.5 克。

【用法】　将两药共研碎出油,加少许香油调匀,揉成团块贴于印堂穴,15 秒钟即取下,每日敷 1 次,连用 2 次,第 3 日口疮即可消退。重症口疮可连用 3 次,每次敷药时间 20 秒。

【主治】　小儿鹅口疮。

【备注】

(1)注意饮食调护,营养全面,富含维生素,多饮开水,避免刺激性食物。

(2)及时清洗患儿口腔,用消毒纱布或棉签蘸冷开水或以前述清洗方法清洗口腔,每日 2～3 次。

(3)注意观察病情变化,如患儿白屑堆积,上下蔓延,影响吞咽或呼吸困难,应立即送医院处理。

第八节　小儿惊风

【概述】

惊风是指以搐、搦、掣、反、颤、引、窜 7 个主要证候中的一个或一个以上为主要表现的一种病证，是儿科常见病证之一。年龄愈小，发病率越高。惊风的发生原因是由于感受六淫，其中以风热、湿热为主，时邪疫毒和内伤饮食，邪毒蕴郁化热化痰，或湿热内蕴，引起热邪炽盛，或炼液为痰，痰热炽盛，热极、痰热生风；或因暴受惊恐，伤神伤志，神志不宁引起肝风而发。因此，临床上有热、痰、风、惊 4 证之分。又由于惊风的发作时间有长、短、凶、险等程度之不同，临床上又把惊风分为急惊风和慢惊风两大类。

中医中的惊风与西医中的某些传染病相似，如急惊风由于具有发病迅速、高热眼红、昏迷抽搐、角弓反张、两眼上视、牙关紧闭、口吐白沫等特点，所以很像西医的流行性脑脊髓膜炎和乙型脑炎等急性传染病；而慢惊风，因为发作缓慢，时发时止，抽搐也不很明显，所以与西医的结核性脑膜炎甚为相似。

【治疗】

1. 方药一

【组成】　活地龙 10 条，蜂蜜适量。

【用法】　取活地龙捣烂，蜂蜜调似糊状敷贴于囟门上。

【主治】　婴幼儿急惊风。

2. 方药二

【组成】　生栀子、桃仁、杏仁、面粉各等量。

【用法】　将上药共研为末，用鸡蛋清调似糊状，敷于两足底涌泉穴上。

【主治】　小儿急惊风。

3. 方药三

【组成】　胡椒、生栀仁、公丁香各 7 粒,连须葱白 7 根,面粉少许。

【用法】　将前 3 味药研末,葱白捣烂如泥,再加面粉与鸡蛋清调匀,摊于青布上,烤至微热,贴于患儿的剑突上,24 小时后除去。如无效再敷 1 次。

【主治】　慢惊风。

4. 方药四

【组成】　白头颈蚯蚓(韭菜地的较好)7 条,冰片 1.5 克。

【用法】　将蚯蚓捣烂,入冰片调和贴患儿脑门约半小时。

【主治】　小儿慢惊风。

5. 方药五

【组成】　猪牙皂角 3 克,生半夏 3 克,北细辛 0.9 克。

【用法】　上药共研细末,用灯心蘸药末入鼻孔,得喷嚏为验,否则难疗。用姜汤调少许服之,亦效。

【主治】　小儿急慢惊风,昏迷不醒。

6. 方药六

【组成】　生吴萸 2.1 克,白芥子 0.9 克。

【用法】　上药共研末,调醋敷足底。

【主治】　小儿惊风。

7. 方药七

【组成】　桃树二层皮 120 克,葱白 20 个,灯心 3 根。

【用法】　上药共捣烂,敷两手足心处。

【主治】　急惊风。

8. 方药八

【组成】　黄栀子、鸡蛋清、飞罗面、连须葱白各适量。

【用法】　上药共捣数百下,敷脐下及手足心。

【主治】　急惊风。

9. 方药九

【组成】　杏仁、桃仁、糯米、胡椒各 7 粒,栀子 7 个。

【用法】　上药共捣烂,用鸡蛋清、面粉调敷脚心。过一夜,次日足心发黑为度。

【主治】　急惊风。

10. 方药十

【组成】　燕子巢 1 个,鸭蛋清适量。

【用法】　燕子巢捣烂,加鸭蛋清捣如泥糊,敷于肚脐上,绷带固定,干则再换新料,连续 2～3 次。亦可敷心窝处。

【主治】　小儿急惊风。

11. 方药十一

【组成】　活蝎 1 条。

【用法】　上药共捣烂如泥,入酒少许调匀,贴囟门处。

【主治】　小儿惊风。

12. 方药十二

【组成】　栀子、桃仁各 7 个。

【用法】　上药共为细末,再加麦面 30 克,烧酒、鸡蛋清调作 2 饼,包手、足心。病势重者,宜用 2 份包两手足心。

【主治】　急惊风。

13. 方药十三

【组成】　桃仁、郁李仁各 14 粒,黄栀子 6 克。

【用法】　上药共研末,以鸡蛋清调匀,摊布上敷两手腕脉搏处,24 小时后解下,以敷处呈现青黑色为度。

【主治】　急惊风。

14. 方药十四

【组成】　桃仁、杏仁、生栀仁、白胡椒、糯米各 7 粒,面粉少许。

【用法】　将上药研成粉末和匀,用鸡蛋清 1 个调匀敷于两足底涌泉穴上,每天 1 次。

【主治】　小儿吐泻转惊风者。

【备注】

(1)抽搐发作时,切勿强行牵拉,以防伤及筋骨。

(2)保持呼吸道通畅。痰涎壅盛者,随时吸痰,同时注意给氧。

(3)抽搐时要禁食;搐止后以流质素食为主,不会吞咽者,给予鼻饲;病情好转后,给予高营养、易消化食物。

(4)对于长期卧床的患儿,要经常改变体位,勤擦澡,多按摩,防止发生压疮。

第九节　小儿夜啼

【概述】

小儿夜啼,俗称"夜哭",是婴幼儿的一种常见病状。病因复杂,有因脏热心烦或脾寒腹痛引起;也有因受惊恐和生活习惯改变所致;亦有因为尿布湿润、饥饿或包盖过严引起。临床表现是白天嬉笑如常,但在晚间睡眠时啼哭不安,多为每晚定时啼哭,有的甚至通宵达旦,时间久后会影响患儿的身体发育和健康。中医认为,患儿如果面赤唇红,小便短赤,仰身啼哭属脏热心烦证;面白手冷,四肢踡屈,曲腰夜啼者属脾寒腹痛证;面红兼青,睡中惊恐,梦寝惊啼者属受惊吓恐证。

【辨证】

1. 心经积热型

症见哭声洪亮有力,见灯亮则啼哭更剧,多泪烦躁,或兼有面赤唇红,身热有汗,口中气热,大便干,尿短赤等症状。

2. 惊恐伤神型

症见猝然惊啼,或睡中惊醒啼哭,哭声尖锐,神情不安,紧偎母怀,或兼有面色乍青乍白,睡时露睛等症状。

3. 脾胃虚寒型

症见夜间啼哭不歇,哭声低弱,或曲腰而啼,得暖稍止,睡喜踡曲,腹喜按摩,四肢欠温,口中气冷,不欲吮乳,或兼有面色青白,大便溏薄等症状。

【治疗】

1. 方药一

【组成】　朱砂 9 克,灯心 4 克,僵蚕 9 克,钩藤 9 克,黑丑 3 克。

【用法】　将朱砂、灯心、僵蚕、钩藤、黑丑和匀,磨成细粉,加米汤调和如膏状,装瓶备用。用时取药膏适量,敷于脐部(神阙穴)和两手掌心(劳宫穴),每天下午 2～3 点钟敷药膏 1 次,至睡前再敷 1 次,5 日为 1 疗程。

【主治】　心经积热型小儿夜啼。

2. 方药二

【组成】　生酸枣仁 10 克。

【用法】　将生酸枣仁捣烂如泥,于临睡前敷于患儿两足心(涌泉穴),外用布包扎固定,5 日为 1 疗程。

【主治】　惊恐伤神型小儿夜啼。

3. 方药三

【组成】　吴茱萸 12 克,米醋适量。

【用法】　将吴茱萸研成细末,以米醋调成糊状,然后敷贴于两足底涌泉穴上,外加纱布固定。每天 1 次,敷至治愈为止。

【主治】　脏热心烦的小儿夜啼。

4. 方药四

【组成】　朱砂末 25 克。

【用法】　将上药用冷开水调成糊状,然后敷于两足底涌泉穴上,每天 2～3 次,连续敷贴至愈为度。

【主治】　小儿夜啼不止。

5. 方药五

【组成】　铅粉、朱砂各等份,鸡蛋 1 个。

【用法】　将上药用鸡蛋清调成糊状,敷于患儿两足底的涌泉穴上,每天1次,以愈为度。

【主治】　暴受惊恐引起的小儿夜啼。

6. 方药六

【组成】　栀子1粒,面粉10.5克,白酒5ml。

【用法】　栀子研末和面粉、酒,捏成粉团,敷患儿手腕脉搏上,24小时贴处呈浅红色。

【主治】　小儿夜啼。

7. 方药七

【组成】　朱砂10克。

【用法】　凡士林适量调上一味成膏敷脐或两手心(内劳宫穴)、两脚心(涌泉穴)。外盖纱布,胶布固定。每日1换。

【主治】　小儿夜啼心热证。

第十节　小儿脱肛

【概述】

肛管直肠和乙状结肠脱出肛门称为脱肛,又叫直肠脱垂。此病多见于儿童,年老体弱者亦有发生。中医认为,小儿因气血未充,骶曲未长成,肾气不固,又因固摄力弱,若便秘努挣,或久泻久痢,中气虚弱,气血下陷容易发生脱肛。脱肛如果不及时治疗而反复发作后,会渐渐加重,严重者使脱出的直肠发生充血、水肿、溃疡甚至坏死。

【治疗】

1. 方药一

【组成】　五倍子、煅牡蛎、煅龙骨各12克,枳实3克,云南白药8克。

【用法】　将前4味药研为极细末,再与云南白药混匀,装瓶备用。治疗时先以3%的温盐水坐浴,脱肛处外涂一层石蜡油,然后再把药物均匀地敷贴于脱出的直肠黏膜表面,并用手将脱出的直肠复位,敷药后须卧床休息 1 小时。一般敷药 3～5 次见效。

【主治】　小儿脱肛。

2. 方药二

【组成】　乌龟头或鳖头 1 个。

【用法】　将乌龟头或鳖头用湿透了水的白纸一层包上,再用胶泥封似两个五分硬币的厚度,纳入文火中烧存性,取出后待凉,将泥与纸除去,研为细粉备用。临用前,先用温淡的盐水洗净脱出的直肠,然后将药粉敷贴于上面,再将脱出的直肠托回原位。每天 1 次,一般 2～3 次可愈。

【主治】　小儿脱肛。

3. 方药三

【组成】　蝉蜕 15 克,煅龙骨 30 克,龙衣 9 克(无此药可用僵蚕代),冰片 0.5 克。

【用法】　将前 3 味药置于瓦上或锅内焙干,加入冰片研细,过 120 目筛,装瓶备用。用时先以盐水或 1∶1000 高锰酸钾溶液洗患处,再取药粉放于清洁的纸上,并敷于脱肛处,然后轻轻用力,将脱出的直肠往上托,随即压入肛门内。或用药粉加入凡士林 100 克调成软膏,涂敷于脱出的直肠周围,再压进肛门内。用纱布盖好,贴上胶布,每天 1 剂。

【主治】　各种脱肛。

4. 方药四

【组成】　蒲黄末 50 克,猪油 100 克。

【用法】　将蒲黄末与猪油和匀,敷贴于脱出的肛门处。每天 2 次,连用 3～5 天见效。

【主治】　小儿脱肛。

5. 方药五

【组成】　生南星 30 克。

【用法】　将生南星捣碎敷头顶百会穴,当脱出的直肠部分收缩时,立即将药物取下,以免产生不良反应。

【主治】　小儿脱肛。

第十一节　小儿疝气

【概述】

小儿疝气,是指小儿的睾丸或脐部偏坠而胀痛的症状而言。临床上有脐疝、腹股沟斜疝等。主要表现是小儿出生后头几个月至 1~2 岁内,于脐部或腹股沟处发现肿物,时隐时现,哭闹或增大腹压时容易出现,安静时消失。严重者有腹胀、呕吐、不能进食、哭闹不止等肠梗阻症状。中医认为,本证的发生是由于患儿先天禀赋不足,或后天营养失调,以及因"胎毒"内蕴所致,故有"胎疝"之说。

【治疗】

1. 方药一

【组成】　生香附、木瓜、苏叶、橘红各 10 克。

【用法】　将上药煎汤,用毛巾趁热浸湿药汁后外敷于肿物上。每天 1 次,治愈为止。

【主治】　治疗小儿各种疝气。

2. 方药二

【组成】　猪牙皂 2 克,雄黄、细辛、吴茱萸、乳香、没药、冰片各 1.5 克,地龙 1 条。

【用法】　将上药共研为末,装瓶备用。用时先将脐部清洁,然后以药粉用开水少许调成糊状,外敷于脐疝处,外加纱布包扎。每天换药 1 次,5 次为 1 疗程。

【主治】　小儿脐疝。

3. 方药三

【组成】　川楝子、吴茱萸、茴香各等份。

【用法】　上药研末混合,过筛,加入面粉与适量开水调和成膏。分别贴于气海、中极穴,盖以纱布,胶布固定。

【主治】　小儿疝气。

4. 方药四

【组成】　黄精、桔梗各 9 克。

【用法】　放入樟脑酒浸泡半小时取出,捣糊状,敷气海穴。

【主治】　小儿疝气。

第十二节　硬　肿　症

【概述】

硬肿症是新生儿时期特有的一种严重疾病,是由多种原因引起的局部甚至全身皮肤和皮下脂肪硬化及水肿,常伴有低体温及多器官功能低下的综合征。其中只硬不肿者称新生儿皮脂硬化症;由于受寒所致者亦称新生儿寒冷损伤综合征。我国古代与本病有关的记载见于"五硬"、"胎寒"等病证中。硬肿症在寒冷的冬春季节多见,多发生在生后 7～10 天的新生儿。新生儿由于受寒、早产、感染、窒息等原因都可引起发病。

【辨证】

1. 寒凝血涩型

全身欠温,四肢发凉,肌肤硬肿,难以捏起,硬肿多局限于臀、小腿、臂、面颊等部位,色暗红、青紫,或红肿如冻伤,患儿反应尚可,哭声较低,指纹紫滞。

2. 阳气虚衰型

全身冰冷,僵卧少动,反应极差,气息微弱,哭声低怯,吸吮困难,面色苍白,肌肤板硬而肿,范围波及全身,皮肤暗红,尿少或无,唇舌色淡,指纹淡红不显。

【治疗】

1. 方药一

【组成】　生葱 30 克,生姜 30 克,淡豆豉 30 克。

【用法】　上药捣碎混匀,酒炒,热敷于局部。

【主治】　寒凝血涩型硬肿症。

2. 方药二

【组成】　当归 15 克,红花 15 克,川芎 15 克,赤芍 15 克,透骨草 15 克,丁香 9 克,川乌 7.5 克,草乌 7.5 克,乳香 7.5 克,没药 7.5 克,肉桂 6 克。

【用法】　上药研末,加羊毛脂 100 克、凡士林 900 克,拌匀成膏。油膏均匀涂于纱布上,加温后,敷于患处。每日 1 次。

【主治】　阳气虚衰型硬肿症。

3. 方药三

【组成】　大葱 50 克,生姜 30 克,红花 15 克,艾叶 15 克,麻黄 10 克。

【用法】　上药炒热布包,热熨硬肿部位,然后敷 10 分钟,每日 3～4 次。

【主治】　硬肿症。

4. 方药四

【组成】　肉桂 12 克,丁香 6 克,川乌、草乌、乳香、没药、干姜各 15 克,红花、当归各 30 克。

【用法】　上药共为细末,同羊毛脂及凡士林搅拌成 50% 软膏,涂敷硬肿部位,外用纱布包裹,每日 1 次。

【主治】　硬肿症。

【备注】

(1)注意消毒隔离,防止交叉感染。

(2)患儿衣被、尿布应清洁柔软干燥,睡卧姿势须勤更换,严防发生并发症。

(3)应给足够热量,促进疾病恢复,对吸吮能力差的新生儿,可用滴管喂奶,必要时鼻饲,或静脉点滴葡萄糖注射液、血浆等。

第十三节　小儿厌食症

【概述】

小儿厌食症是指小儿最少有 10 天以上的纳食减少,不思乳食,甚则拒食的一种病证。古称"厌食"、"憎食"。多见于 6 个月至 6 岁以内的小儿。长期厌食的小儿,由于水谷不足,生化之源缺乏,容易发生疳证。西医称为"神经性厌食"。中医认为,小儿厌食的病因主要是由于喂养不当,饮食品种单纯,过食肥甘厚的食物,食蔬菜少,暴食,偏食,饥饱无度,以致损伤脾胃,运化功能失调,所以乳食不思,腹胀腹痛,体形日渐消瘦,毛发稀疏,神倦,面色焦黄,烦躁哭闹等。

【治疗】

1. 方药一

【组成】　党参、白术、山药、炒神曲、炒麦芽各等份。

【用法】　上药研细末加甘油、醋调膏,隔日交替贴中脘、神阙。

【主治】　小儿厌食症。

2. 方药二

【组成】　白矾、陈醋各适量。

【用法】　将白矾研为粉末,用陈醋调成糊状,敷于患儿两足底涌泉穴上,每天换药 1 次,敷至病愈为止。

【主治】　虚寒型厌食症。

3. 方药三

【组成】　桃仁、大黄、鸡内金、莱菔子各等份,冰片少许。

【用法】　上药研末,每用 15～25 克,水调糊状,敷双侧内关穴,包扎固定,24 小时后去之,隔 3 天 1 次,连续 3 次为 1 疗程。

【主治】　小儿厌食症。

4. 方药四

【组成】 藿香、吴茱萸、山药、车前子各 10 克,木香、丁香各 5 克。

【用法】 将上药共研细末,温开水调成膏状,做成三角形的药饼敷贴在神阙、天枢、气海穴上,三角形药饼的 3 个角要敷盖在脐两侧的天枢穴和脐下的气海穴上,盖上纱布,再用腰带或纱布固定。每晚睡时敷贴,次日早晨取下。每个药饼可连敷 3 夜,即为 1 疗程。药饼在使用过程中如见有干燥现象可加温水重调。

【主治】 小儿厌食症。

【备注】

(1)养成良好的饮食习惯,做到"乳贵有时,食贵有节",饮食定时适量,荤素搭配,不强迫进食,饭前勿食糖果饮料,少食肥甘厚味、生冷坚硬等不易消化食物,鼓励多食蔬菜及粗粮。

(2)遵照"胃以喜为补"的原则,先从小儿喜欢的食物着手,诱导开胃,暂时不要考虑营养价值,待其食欲增进后,再按营养的需求供给食物。

(3)注意生活起居及饮食环境,加强精神调护,保持良好情绪,饭菜多样化,讲究色香味,以促进食欲。

第十四节　积　　滞

【概述】

积滞是指小儿内伤乳食,停聚中脘,积而不化,气滞不行所形成的一种胃肠疾患。以不思乳食,食而不化,脘腹胀满,嗳气酸腐,大便酸臭为特征。又名"食积"、"食滞"、"乳滞"等。各种年龄均可发病,尤以婴幼儿最为多见。禀赋不足,脾胃素虚,人工喂养及病后失调者更易罹患。西医学"消化功能紊乱症"与本病相似。

【辨证】

1. 乳食内积

不思乳食,嗳腐酸馊或呕吐食物、乳片,脘腹胀满或疼痛拒按,大便酸臭,烦躁啼哭,夜眠不安,手足心热,舌质红,苔白厚或黄厚腻,脉象弦滑,指纹紫滞。

2. 脾虚夹积

面色萎黄,形体消瘦,神疲肢倦,不思乳食,食则饱胀,腹满喜按,大便稀溏酸腥,夹有乳片或不消化食物残渣,舌质淡,苔白腻,脉细滑,指纹淡滞。

【治疗】

1. 方药一

【组成】　神曲 30 克,麦芽 30 克,山楂 30 克,槟榔 10 克,生大黄 10 克,芒硝 20 克。

【用法】　上药共研细末。以麻油调,敷于中脘、神阙穴,先热敷 5 分钟后继续保留 24 小时。隔日 1 次,3 次为 1 疗程。

【主治】　积滞实证腹胀痛者。

2. 方药二

【组成】　桃仁、杏仁、栀子各等份,研末,胡椒少许。

【用法】　每次 2 克,用葱白 10 克、白酒数滴,共捣烂拌匀,敷两脚心,每日 1 次。

【主治】　积滞化热证。

3. 方药三

【组成】　酒糟 100 克。

【用法】　上药入锅内炒热,分 2 次装袋,交替置腹部热熨。每次 2～3 小时,每日 1 次。

【主治】　脾虚夹积证。

4. 方药四

【组成】　白术 50 克,桃仁 50 克,杏仁 50 克,栀子 50 克,枳实 10 克,砂仁 10 克,樟脑、冰片各适量。

【用法】　上药共为细末,取适量敷于内关穴。

【主治】　积滞。

5. 方药五

【组成】　生栀子 10 克,面粉、鸡蛋清各适量。

【用法】　将生栀子研为极细粉末,加入面粉拌匀,然后放入鸡蛋清和匀做成 3 个饼膏,分别敷于患儿的脐部、两足底涌泉穴上,每天换药 1 次,连敷 3～5 次为 1 疗程。

【主治】　小儿食积,腹胀发热。

【备注】

(1)伤食积滞患儿应暂时控制饮食,减少蛋白质和脂肪的摄入量,给予清淡易消化食物。积滞消除后,逐渐恢复正常饮食。

(2)积极给予药物调理,并配合推拿、药物外治等疗法。注意病情变化,给予适当处理。呕吐者,可暂停进饮食,并给生姜汁数滴加少许糖水饮服;腹胀者,可揉摩腹部;便秘者,可予蜂蜜 10～20ml 冲服,严重者可予开塞露外导;脾胃虚弱者,常灸足三里穴。

第十五节　疳　　证

【概述】

疳证是由喂养不当或多种疾病影响,使脾胃受损,气液耗伤而形成的一种慢性病证。临床以形体消瘦,面色无华,毛发干枯,精神委靡或烦躁,饮食异常,大便不调为特征。本病发病无明显季节性,以贫困地区发病率较高。各种年龄均可罹患,临床以 5 岁以下小儿为多见。因其起病缓慢,病程迁延,病情顽固复杂,易出现兼证,甚或导致阴竭阳脱而危及生命,被古人视为"恶候",列为儿科四大要证之一。西医学认为本病是一种慢性营养缺乏症,是由长期营养素摄入不足,消化吸收功能障碍,急慢性疾病的影响,消耗过大等因素造成的蛋白质—热能营养不良。

【辨证】

1. 疳气

形体略瘦,体重不增,面色少华或微黄,毛发稀疏,食欲不振,或多食多便,精神正常或欠佳,易发脾气,大便干稀不调,舌质略淡,苔薄微腻,脉细有力。

2. 疳积

形体明显消瘦,面色萎黄无华,肚腹膨胀,甚则青筋暴露,毛发稀疏结穗,困倦思睡或精神烦躁,夜卧不宁,或见揉眉挖鼻,吮指磨牙,动作异常,食欲不振,大便夹不化食物残渣、味酸臭,舌淡苔腻,脉沉细而滑。

3. 干疳

形体极度消瘦,皮肤干瘪起皱,大肉已脱,皮包骨头,面呈老人貌,毛发干枯,面色㿠白,精神委靡,啼哭无力,腹凹如舟,不思饮食,大便稀溏或便秘,或伴低热,舌淡嫩,苔少,脉细弱。

【治疗】

1. 方药一

【组成】　杏仁 10 克,桃仁 10 克,栀子 10 克,芒硝 10 克,白胡椒 7 粒,葱白 7 根。

【用法】　上药共研末捣烂,加鸭蛋清 1 只,白酒 3ml。调成饼糊,敷于两脚心及脐部,24 小时 1 换。

【主治】　疳气证、疳积证。

2. 方药二

【组成】　去壳生巴豆籽 1 粒,优质大枣 1 枚。

【用法】　将巴豆籽 3/4 嵌于大枣内,1/4 露出大枣外,露出大枣外的巴豆面外贴于足三里(男左女右),用胶布固定,待局部有轻度烧灼感去掉即可(一般为 30～60 分钟)。

【附注】　生巴豆对局部皮肤刺激性较大,可出现红色丘疹或水泡,一般不需处理。若水泡严重者可按无菌操作,沿水泡下缘推出液体。如不愈,需间隔3天(以丘疹、水泡消失为宜)再行治疗。

【主治】　疳积。

3. 方药三

【组成】　巴豆仁1粒,甜瓜子7粒,朱砂1.5克。

【用法】　上药共研细末,用麻油调成药饼。将上药贴敷于印堂穴。

【主治】　疳积。

4. 方药四

【组成】　蓖麻仁1~2粒,杏仁1粒,朱砂少许。

【用法】　上药共研细末,贴敷于印堂。1~3天去掉。

【主治】　疳积。

【备注】

(1)保持良好的生活环境,保证居室温度适宜、光线充足、空气新鲜,患儿衣着要柔软,注意保暖,注意清洁卫生,防止交叉感染,保持适度活动。

(2)疳证小儿脾胃虚弱,消化功能不足,饮食调护尤其重要。添加食物不可过急过快,应据患儿病情及消化耐受能力,给予富含营养、易于消化的食品,按由少到多、由稀到稠、由精到粗的顺序,逐渐增加食品的种类和数量。食物应新鲜多样,鼓励自食,以增进食欲,同时要供给充足的水分、蔬菜、水果。

第十六节　遗　　尿

【概述】

遗尿又称尿床,是指3岁以上的小儿不能自主控制排尿,经常睡中小便自遗,醒后方觉的一种病证。多见于10岁以下的儿童。夜间遗尿的儿童中,男孩是女孩的2倍,且有明显的家族倾向。遗尿可分为原发性遗尿和继发性遗尿两种,前者是指持续的或持久的遗尿,控制排尿的时期从未超过 1 年;后者是指小儿控制排尿至少 1 年,但继后又出现遗尿。未经治疗的遗尿症,每年有 15% 的儿童自行缓解。即使到成年人也还有 1%～2% 的人患遗尿症。本病大多病程长,或反复发作,重症病例白天睡眠中也会发生遗尿,严重影响患儿的身心健康与生长发育。遗尿多与膀胱和肾的功能失调有关,尤其以肾气不足,膀胱虚寒为多见。

【辨证】

1. 肺脾气虚型

睡中遗尿,日间亦尿次频而量较多,面色无华,神疲乏力,少气懒言,食欲不振,大便溏薄,自汗出,易感冒,舌质淡,苔薄白,脉缓弱。

2. 肾气不足型

睡中经常遗尿,醒后方觉,甚者一夜数次,小便清长,面白少华,腰膝酸软,形寒肢冷,智力可较同龄儿稍差,舌淡苔白,脉沉迟无力。

3. 心肾不交型

梦中尿出,如白天小便状,白天多动少静,夜间寐不安宁,易哭,易惊记忆力差,或五心烦热,形体较瘦,舌红苔少,脉沉细而数。

4. 肝经湿热型

睡中遗尿,小便黄而尿少;性情急躁,夜梦纷纭,手足心热,面赤唇红,口渴饮水,甚或目睛红赤,舌红苔黄腻,脉滑数。

【治疗】

1. 方药一

【组成】　白芍 10 克,白术 12 克,白及 10 克,白矾 3 克,连须葱白 10 根。

【用法】　先将白芍、白术、白及、白矾和匀,磨成细粉,再把连须葱白捣烂如泥,加入药粉调成糊状,外敷关元、涌泉穴(双),每日 1 换,5 日为 1 疗程。

【主治】　遗尿。

2. 方药二

【组成】　桑螵蛸 15 克,连须葱白 7 根。

【用法】　先将桑螵蛸磨成细粉,再把连须葱白捣烂如泥,加入桑蛸粉调成糊状,分别敷于中极、关元、气海穴,外用纱布覆盖,胶布固定,3 日换药 1 次,3 次为 1 疗程。

【主治】　肺脾气虚型遗尿。

3. 方药三

【组成】　附子、五味子各 10 克,肉桂 6 克。

【用法】　上药共研细末,加适量米醋捏成 1cm 大小药饼,贴敷中极、关元及两侧肾俞穴,药饼外以塑料薄膜覆盖,胶布固定。每日换药 1 次。15 天为 1 疗程。

【附注】　皮肤有破溃者忌用,敷药局部有过敏、瘙痒者停药即愈。

【主治】　遗尿。

4. 方药四

【组成】　麝香 1 份,芡实、白果、菖蒲、远志、乌药、益智仁各 2 份。

【用法】　上药共研细末,混匀,用白酒调和,敷于小腹关元穴,用 2cm×2cm 胶布固定,每日换药 1 次(冬季可隔日换药 1 次),7 天为 1 疗程。

【主治】　遗尿。

5. 方药五

【组成】　取附子、白术、吴茱萸各等份碾碎成细末,过 100 目筛,装瓶备用。

【用法】　每晚先取鲜姜捣汁少许,取上药末 2 汤勺,用生姜汁拌匀,搓成硬币大小的药饼 3 个,分别敷于小儿双足底涌泉穴及神阙穴处。外用塑料纸覆盖,胶布固定。第二天早起时取下,用温水洗净穴位处,晚上继续按上述方法应用。如患者出现穴位贴敷处红肿痛痒及水泡,可将姜汁改为麻油或米糊等调敷,也可改为3天外敷1次。1周为1疗程。

【主治】　遗尿。

【备注】

(1)排除遗尿对小儿情绪的影响,给以信心和支持,切忌打骂。

(2)白天可饮水,晚餐不进稀饭、汤水,睡前尽量不喝水,中药汤剂也不宜晚间服。

(3)夜间尤其在经常易发生遗尿的时间之前,及时唤醒排尿。

(4)积极治疗引起遗尿的原发疾病。

第十七节　脑　积　水

【概述】

脑积水是由于脑脊液循环障碍,颅内脑脊液量增多而产生的病证。临床以头颅增大为主要表现,并有骨缝分裂,前囟扩大饱满,头皮静脉怒张,双目下视如落日状,巩膜外露,头颅叩诊呈破壶音。可兼见烦躁、嗜睡、呕吐、惊厥、视力减退、震颤、肢体痉挛性截瘫。本病属中医学的"解颅"范畴。

【治疗】

1. 方药一

【组成】　肉桂、细辛各15克,干姜3克。

【用法】　上药共为细末,用人乳汁(或猪胆汁)调匀,摊纱布上,按颅裂部位外敷。外以纱布包扎,药干则换。

【主治】　脑积水。

2. 方药二

【组成】　大戟粉、芫花粉、甘遂粉、商陆粉各10克,冰片1克,麝香10毫克。

【用法】　上药共研匀,用醋或凡士林调和,敷在患儿头顶,头部用纱布包扎。每日更换 1 次,连续敷药 15 次。

【主治】　脑积水。

3. 方药三

【组成】　吴茱萸、附子各等份。

【用法】　上药研细末,用醋调成糊状,敷于涌泉穴,每日 1 次,10 次为 1 疗程。

【主治】　脑积水。

4. 方药四

【组成】　天南星。

【用法】　天南星炮去皮为末,淡醋调涂布上,敷囟门,每次 30 分钟,3～5 次为 1 疗程。

【主治】　脑积水。

第十八节　手足口病

【概述】

手足口病是由感受手足口病时邪引起的急性发疹性传染病,临床以手足掌跖、臀及口腔疱疹,或伴发热为特征。本病一年四季均可发生,但以夏秋季节为多见,任何年龄均可发病,临床尤多见于 5 岁以下小儿。本病可经消化道、呼吸道传播,传染性强,易引起流行。一般预后较好,经数天到 1 周痊愈,少数重症患儿可因调护不当,合并感染,而致病程迁延,严重者可因邪毒留心,或内陷心肝而出现变证,甚或危及生命。

【辨证】

1. 邪犯肺脾

发热轻微,或无发热,流涕咳嗽,咽红疼痛,或纳差恶心,呕吐泄泻,1～2 天后或同时出现口腔内疱疹,破溃后形成小的溃疡,疼痛流涎,不欲进食。随病情进展,手足掌心部出现米粒至绿豆大小斑丘疹,并迅速转为疱疹,分布稀疏,疹色红润,根盘红晕不著,疱液清亮,舌质红,苔薄黄腻,脉浮数。

2. 湿热蒸盛

身热持续,热势较高,烦躁口渴,口腔、手足、四肢、臀部疱疹,分布稠密,或成簇出现,疹色紫暗,根盘红晕显著,疱液混浊,口臭流涎,灼热疼痛,甚或拒食,小便黄赤,大便秘结,舌质红绛,苔黄厚腻或黄燥,脉滑数。

【治疗】

1. 方药一

【组成】　金黄散、青黛散、紫金锭。

【用法】　上药任选 1 种,麻油调,敷于手足疱疹患处,每日 3 次。

【主治】　手足口病。

2. 方药二

【组成】　煅石膏 30 克,黄柏 15 克,蛤壳粉 15 克,白芷 10 克,黄丹 3 克。

【用法】　上药共为细粉,油调外敷手足疱疹处。

【主治】　手足口病疱疹多而痛痒甚者。

【备注】

(1)患病期间,应注意卧床休息,房间空气流通,定期开窗透气,保持空气新鲜。

(2)给予清淡无刺激、富含维生素的流质或软食,温度适宜,多饮温开水。进食前后可用生理盐水或温开水漱口,清洁口腔,以减轻食物对口腔的刺激。

(3)注意保持皮肤清洁,对皮肤疱疹切勿挠抓,以防溃破感染。对已有破溃感染者,可用金黄散或青黛散麻油调后撒布患处,以收敛燥湿,助其痊愈。

（4）密切观察病情变化，及早发现邪毒内陷及邪毒犯心等并发症。

第十九节　流行性脑膜炎

流行性脑膜炎是由脑膜炎双球菌引起的急性传染病。当健康小儿吸入带菌的尘埃后病原菌首先侵犯呼吸道黏膜，表现为发热、咳嗽、流涕等感冒症状，这时的表现与一般的感冒不易区别。有的小儿在上呼吸道感染时期就被控制了，如不能控制，细菌就进入血液循环，形成菌血症。这时表现为高热、恶心、呕吐，皮肤出现瘀点、瘀斑为本病特征，主要分布于肩、肘、臀等易于受压的部位。病原菌最终可侵及脑膜，发展成脑膜炎，出现脑膜刺激征和颅内压增高，如烦躁不安或嗜睡、抽搐、头痛加剧、呕吐频繁、高热不退，婴儿则表现为拒乳、两眼凝视、高声尖叫、前囟饱满和脑膜刺激征。暴发型流脑由于肾上腺皮质出血，可出现急性肾上腺皮质功能不全症状，如严重休克、面色苍白、四肢冰冷、脉搏摸不到、血压下降或测不出、心率快、心音低钝、神志昏迷。

【治疗】

1. 方药一

【组成】　石膏 30～90 克，鸡蛋或鸭蛋 1 枚。

【用法】　石膏研细末，鸡蛋或鸭蛋清调敷患者头部。

【主治】　流脑高热头痛。

2. 方药二

【组成】　生石膏 60 克，生葛根蔸 90 克。

【用法】　上药各捣研，混合，水调匀敷患者额上、两太阳穴。

【主治】　流脑高热头痛。

3. 方药三

【组成】　水蛭 30～60 克。

【用法】　上药磨粉末,水调敷后发际处至第二颈椎上。

【主治】　流行性脑膜炎。

4. 方药四

【组成】　吴萸 9～15 克,烧酒少量。

【用法】　吴萸研末,酒调敷病人手、足心,包扎固定,约 1 小时取下。

【主治】　流行性脑膜炎。

第二十节　流　　涎

流涎俗称流口水。指儿童口涎不自觉地从口内流溢出来的病证。以 3 岁以下的幼儿最为多见,由于长期流出口水致使口周潮红、溃烂,尤其是两侧口角为著。现代医学称为流涎症。常因口、咽黏膜炎症,或小儿呆小病等神经系统疾病引起。

【治疗】

1. 方药一

【组成】　制南星 30 克,生蒲黄 12 克,府醋(保宁醋)适量。

【用法】　将前 2 味药共研细末,用府醋适量制成饼,包足底涌泉穴,男左女右,12 小时去掉。

【主治】　流涎。

2. 方药二

【组成】　牛黄 3 克,青黛、朱砂、冰片、元明粉各 10 克,煅硼砂 30 克,珍珠母 5 克,人中白 15 克。

【用法】　上药共研细末,掺于患儿口腔及颐部。

【主治】　流涎。

3. 方药三

【组成】　吴茱萸 9 克,生南星 3 克。

【用法】　上药烘干,共研为细末,晚上敷双足涌泉穴,12 小时换药 1 次,连敷 3～4 次。

【主治】 流涎。

4. 方药四

【组成】 肉桂 20 克。

【用法】 上药研为细末,过筛,用醋调成膏,晚上敷双足涌泉穴,外盖塑料薄膜、纱布,绷带包扎,次日取下。连敷 3～5 次。

【主治】 流涎。

第六章 男科疾病的中药外敷疗法

第一节 阳　　痿

【概述】

阳痿是指男子阴茎萎软不起，或临房举而不坚的病证。中医学认为本病的发生多由命门火衰、心脾两亏、湿热下注，导致宗筋失养而弛纵致病。

【辨证】

1. 命门火衰型

症见阴茎不举，精薄清冷，精神委靡，面色苍白，头晕耳鸣，畏寒肢冷等。

2. 心脾两亏型

症见阴茎不举，神委乏力，面色不华，心悸失眠，食欲不振等。

3. 湿热下注型

症见阴茎萎软，阴囊潮湿，下肢酸重，食欲不振，小便短赤等。

【治疗】

1. 方药一

【组成】 巴戟天 10 克，仙灵脾 10 克，胡芦巴 10 克，阳起石 12 克，金樱子 10 克，柴胡 6 克。

【用法】 将巴戟天、仙灵脾、胡芦巴、阳起石、金樱子、柴胡和匀,磨成粗粉,装入纱布口袋中,敷于小腹,外用布带缚紧固定,7日换药1次,1个月为1疗程。

【主治】　命门火衰型阳痿。

2. 方药二

【组成】　蛇床子10克,菟丝子10克,附子3克,急性子10克,蟾酥3克,麝香0.3克,黄酒适量。

【用法】　先将蛇床子、菟丝子、附子、急性子、蟾酥、麝香和匀,磨成细粉,再加黄酒调和,制成药饼2只,分别敷于脐中、曲骨穴,外盖纱布,胶布固定,7日换药1次,15日为1疗程。

【主治】　命门火衰型阳痿。

3. 方药三

【组成】　香樟木30克,桂枝12克,伸筋草15,羌活9克,独活9克,苏木30克,红花6克,当归12克,川芎9克。

【用法】　上药研粗末,热敷于腰、骶部,配合推拿。

【主治】　阳痿。

4. 方药四

【组成】　蛇床子、菟丝子各15克。

【用法】　上药共研细末,蜂蜜调成稠膏,纱布包裹,敷曲骨穴。外用胶布固定。1～2天换药1次,直至病愈。

【主治】　阳痿。

5. 方药五

【组成】　凤仙花子15克,蟾酥3克,麝香0.1克,葱白适量。

【用法】　将凤仙花子研为细末,过筛,加蟾酥、麝香调均匀,再研一遍,加大葱适量捣成丸,如黄豆大,阴干。临睡前取药丸3粒,白酒化开,涂于脐上、曲骨穴、阴茎头上。每晚1次,至病愈止。

【主治】　阳痿。

第二节　遗　精

【概述】

遗精是指不因性交而精液自行泄出的病证,临床对有梦而遗者,称为"梦遗";无梦而遗,甚至清醒时精液自行滑出者,称为"滑精"。中医学认为梦遗多由阴虚火旺、湿热下注,扰动精室所致,滑精多由肾虚不能固摄精液所致。

【辨证】

1. 阴虚火旺型

症见梦中遗精,夜寐不安,头昏目眩,心悸烦躁,神委乏力,小便黄赤等。

2. 湿热下注型

症见有梦而遗,或尿时有精液外流,心烦少寐,口苦且渴,小便热赤不畅等。

3. 肾虚不藏型

症见无梦遗精,频频发作,头晕目眩,腰酸耳鸣,面苍少华,畏寒肢冷等。

【治疗】

1. 方药一

【组成】　皮硝 60 克。

【用法】　将皮硝分敷于两手心,嘱患者紧握拳,待皮硝自然熔化,每日 2 次,7 日为 1 疗程。

【主治】　遗精。

2. 方药二

【组成】　五倍子适量。

【用法】　将五倍子磨成细粉,用生理盐水调成糊状。置于长 3～4cm 的胶布上,贴于四满穴。3 天换 1 次,3 次为 1 疗程。

【主治】　遗精。

第三节　阴囊湿疹

【概述】

阴囊湿疹分急性和慢性两种。急性者局部潮红,溢液颇多,常浸湿衣裤,阴囊皮肤肿胀、结痂、光亮或暗红;慢性者局部皮肤干燥肥厚,皱纹变深如核桃皮状,有薄痂或鳞屑,色素沉着,亦有因搔抓而致色素减退者,或呈白斑样变化,瘙痒剧烈,无法安眠。常反复发作,多年不愈,甚至引起淋巴肿大,呈象皮肿样改变。中医称这种病为"绣球风"、"肾囊风"。其病因与风、湿、热有关。

【治疗】

1. 方药一

【组成】　生大黄、大黄炭、生地榆、地榆炭各 30 克。

【用法】　将诸药研成粉末,以香油调为稀泥状备用。用时取四层消毒纱布一块,将药摊于布面上,然后用来敷阴囊,并包扎固定好。上药后需卧床休息。早晚各敷药 1 次,连用 3 天。

【主治】　阴囊湿疹。

2. 方药二

【组成】　蜈蚣 10 条,土鳖虫、地龙各 6 克。

【用法】　将上药烤干研成粉末,过筛后加香油适量搅拌,调成糊状油膏,瓶贮备用。用时将油膏摊于敷料上,然后用来敷阴囊,包扎固定。每天早晚各 1 次。

【主治】　各型阴囊湿疹。

3. 方药三

【组成】　青黛 20 克,枯矾、炉甘石(用蜡淬之)、黄柏、孩儿茶各 10 克。

【用法】　将诸药研成粉末,然后加入蓖麻油调匀后备用。用前先将患部洗净,然后取上药反复涂擦,用纱布棉垫包扎保护,每天 1 次。皮损处若有渗液或糜烂者,可直接取干药粉撒在阴囊上。用药数天后,患部如果出现干燥、脱皮,可改用青黛油膏(青黛 7.5克、凡士林 30 克调匀而成)敷贴。

【主治】　阴囊湿疹。

4. 方药四

【组成】　吴茱萸 80 克,黄柏 80 克,苦参 60 克,枯矾 20 克,醋精适量。

【用法】　将上药研成细末,过 120 目筛,混匀,放瓶内贮存备用;取上药粉适量,用凡士林调成膏状,外敷患处。每日 2~3 次。

【主治】　阴囊湿疹。

5. 方药五

【组成】　青黛、密陀僧、硫磺、滑石各等份。

【用法】　共为细末,香油调外敷患处。

【主治】　阴囊湿疹。

第四节　鞘膜积液

【概述】

鞘膜积液俗称"偏坠"或"偏气",是指睾丸鞘膜囊内积聚的浆液多于正常量而形成的囊肿。本病临床主要表现是阴囊局部肿物逐渐增大;肿物表面光滑,有波动感,透光试验可以通过,阴囊皮肤正常。肿物多呈卵圆形,一股不引起疼痛,肿物较大时有下坠感,过大则影响行动。临床上常为一侧病变,亦可有双侧发生者。本病属祖国医学"水疝"范畴。

【治疗】

1. 方药一

【组成】　金银花、蝉蜕各 30 克,紫苏叶 15 克。

【用法】　上药水煎 2 次,去渣混合,熏洗和热敷局部,每次 30

分钟,每日 2～3 次。

【主治】 鞘膜积液。

2. 方药二

【组成】 炒桃仁、炒杏仁各 30 克,川楝子 60 克,蓖麻子 120 克,麝香 1.5 克。

【用法】 上药共捣如泥,加麝香拌匀,分 5 次用,夜间入睡时贴患处,天明去掉。

【主治】 鞘膜积液。

3. 方药三

【组成】 白胡椒 12 克,肉桂 24 克。

【用法】 上药共研细末,调入万应膏 500 克内,摊布上贴患处,3 天换药 1 次。

【主治】 鞘膜积液。

4. 方药四

【组成】 煅壮蛎、生石膏各等份。

【用法】 上药共研细末,以鸡蛋清调成糊状。于每晚睡前洗净阴囊后敷于患处,外以纱布绷带固定,翌日晨取下。连用 3 剂为 1 疗程。

【主治】 鞘膜积液。

5. 方药五

【组成】 威灵仙、肉桂各 15 克,苍术 20 克,小茴香、大黄各 10 克。

【用法】 上药共研极细末备用。用时将药粉倒入碗中加陈醋调成糊状,外敷在患侧睾丸表面,再裹上塑料薄膜,并以绷带稍加固定,24 小时后取下。每日 1 次,以愈为度。

【主治】 鞘膜积液。

6. 方药六

【组成】 大黄、干姜各 12 克,肉桂、白及、血竭、赤芍各 6 克,麻黄、红花、半夏各 3 克,赤小豆 6 克。

【用法】 上药共研细末,几士林油加温熔化以 2∶1 比例搅拌均匀,待温,外敷患处。

【主治】 精索鞘膜积液。

第五节 睾 丸 炎

【概述】

睾丸炎是由多种致病菌引起的睾丸炎性病变。临床上有急慢性之分。急性者主要表现为睾丸红肿热痛,发热恶寒等。慢性者睾丸逐渐肿大,质地硬,疼痛轻微,反夏发作日久不愈。

本病属于祖国医学的"子痈"、"子痛"范畴。

【治疗】

1. 方药一

【组成】 青黛 30 克,芒硝 60 克。

【用法】 两药研细拌匀,加入适量面粉(使之有黏性),开水调合,敷在洗净的肿大阴囊上。

【主治】 睾丸炎。

2. 方药二

【组成】 生大黄、大枣(去核)、鲜生姜(去皮)各 60 克。

【用法】 上药共捣如泥,敷贴阴囊,布包,每日 1 换。

【主治】 睾丸炎。

3. 方药三

【组成】 青黛、大黄末各适量。

【用法】 调水外敷患处。

【主治】 睾丸炎。

4. 方药四

【组成】 马鞭草适量。

【用法】 将马鞭草捣烂敷之。

【主治】 睾丸炎。

第七章 五官科疾病的中药外敷疗法

第一节 麦 粒 肿

【概述】

麦粒肿,是睑缘上生小疖,形如麦粒,似针状,所以又名针眼。中医认为,由于风热毒邪外侵眼睑,或因过食辛辣之品,脾胃热毒蕴积,以致气血凝滞于眼睑而发病;或因余邪未清,热毒蕴伏眼睑而发。临床表现是眼睑边缘有局限性硬结,初起时形如麦粒,微痒微肿,继之焮赤肿痛,轻者数日内自行消散;重者经过3～5天后于睑缘的毛根或睑内出现黄白色的脓点,脓点自破而愈。若发生于睑内的脓点,久不破溃、遗留肿核者,称为胞生痰核,需按痰核处理。

【治疗】

1. 方药一

【组成】 黄连9克,香油适量。

【用法】 将黄连研成细末,用香油调匀,然后敷于患处,每天3次,一般2～3天可愈。

【主治】 麦粒肿。

2. 方药二

【组成】 新鲜芙蓉花6克,鲜薄荷3克。

【用法】　将芙蓉花、薄荷和匀,捣烂如泥,敷于患处,外盖纱布,胶布固定,每日 1 换,3 日为 1 疗程。

【主治】　麦粒肿。

3. 方药三

【组成】　生甘草 15 克。

【用法】　将生甘草放在口内咬烂如绒,敷于患处,外盖纱布,胶布固定,每日 1 换,3 日为 1 疗程。

【主治】　麦粒肿。

4. 方药四

【组成】　天花粉、天南星、生地黄、蒲公英各等量。

【用法】　将以上各药焙干研成细末,用食醋和液体石蜡油调成膏状,经高压消毒后备用。治疗时根据麦粒肿的大小,用不同量的膏剂,涂在纱布或胶布上敷贴在患眼局部,每日换药 1 次,3 次为 1 疗程。

【主治】　麦粒肿。

5. 方药五

【组成】　龙胆草、生大黄、黄柏、黄芩、知母、甘草、银花各等份。

【用法】　将以上各药研成细末,加入榆皮粉 20％拌和。用冷开水调成糊状,涂层纸上,贴在患处。约 7～8 小时换药 1 次。适用于麦粒肿尚未破溃者,已溃者勿用。

【主治】　麦粒肿。

注意:勿入眼内。

第二节　结　膜　炎

【概述】

结膜炎,中医称天行赤眼。本病是因感受天行时气之毒而发生的一种白睛红赤肿痛的眼病,多累及双眼,能迅速传染,常引起暴发流行,好发于夏秋两季,儿童较成人易患。临床表现是患眼白睛赤红,或有点状、片状溢血,刺痒交作,泪热如汤,怕热羞明,眼眵黏稠。常一眼先发病或双眼齐发病,伴有发热、流涕、咽痛等全身症状。

【治疗】

1. 方药一

【组成】 黄连 30 克,黄柏、生地、当归尾各 60 克,紫草 90 克,麻油 1000ml,黄蜡 180ml。

【用法】 先将黄连、黄柏、当归尾、紫草、生地共放入麻油内泡浸 4 小时,然后将药和油倒入铜锅内用慢火煎沸至药枯为度。以纱布滤去药渣,把煎好的药油倒入先放有黄蜡的干净瓷缸里,候冷即成紫红色的软膏。用时直接用软膏外敷于患处,每 4 小时 1 次。

【主治】 急慢性结膜炎。

2. 方药二

【组成】 鲜人乳 50ml,冰片 1.5 克,元明粉 6 克。

【用法】 将上药混合,用纱布蘸药水敷于患眼,每天 3～5 次。

【主治】 急性结膜炎。

3. 方药三

【组成】 生地 15 克,红花 10 克,归尾 8 克。

【用法】 将上药捣烂敷于患眼,每天 1 次。

【主治】 急性结膜炎。

4. 方药四

【组成】 生白矾、鸡蛋清适量。

【用法】 生白矾研细末,与鸡蛋清调匀,搽涂眼周。干后再搽,不拘次时用。

【主治】 暴发火眼。

5. 方药五

【组成】 生巴豆 1 克,雄黄 0.3 克。

【用法】　将巴豆除去外壳和雄黄放在消毒乳钵中研成泥状，挑取绿豆大的膏泥，置于约 1.5cm 的胶布上，贴于两侧太阳穴，经6～8 小时揭去，可见局部出现小水泡，即用消毒针挑破，以消毒棉球拭干渗液，再涂甲紫。

【主治】　眼睑红肿、白睛赤红、羞明流泪、痛痒定作。

6. 方药六

【组成】　鲜野菊花 30 克，鲜蒲公英 30 克，鲜薄荷叶 30 克，鲜紫花地丁 30 克。

【用法】　将诸药洗净，共捣如泥敷眼皮上，夜晚敷上，次晨取下，连续 2 日即可。如无鲜品，可用干药，共研细末，用人乳或蛋清调稠糊，敷眼皮上。

【主治】　暴发火眼、红肿热痛。

7. 方药七

【组成】　赤小豆、南星各等份。

【用法】　上药共为细末，以姜汁调敷太阳穴。

【主治】　急性结膜炎。

8. 方药八

【组成】　黄连适量。

【用法】　上药研细末，水调敷足心。

【主治】　小儿急性结膜炎。

第三节　鼻　衄

【概述】

　　鼻衄，又叫鼻出血，是一种常见的五官科病证，尤以小孩多见。造成鼻衄的原因很多，如外伤、鼻黏膜干燥或溃疡、鼻腔炎症、急性传染病、维生素缺乏、高血压、血液病、鼻咽癌等。长期反复出血可引起继发性贫血。中医理论认为，鼻衄可因肺热、胃热、肝热、气虚不摄引起。肺热者鼻中干燥,血色鲜红;胃热者口臭鼻燥,血色鲜红;肝热者头痛烦急,鲜红血涌;气虚不摄者,血色淡红,可反复发作。

【治疗】

1. 方药一

【组成】 大蒜2枚。

【用法】 将大蒜去皮,捣烂如泥,做成饼子如铜钱大小,左鼻出血贴于右足底(涌泉穴)上;右鼻出血贴左足底(涌泉穴)上,两则鼻孔均出血则两侧足底均贴之,外以橡皮膏固定。

【主治】 各种鼻衄,尤以肺胃热盛、肝火上炎者较好。

2. 方药二

【组成】 大蒜5个,生地15克,韭菜根10克。

【用法】 大蒜去皮与生地一起捣烂如泥,韭菜根洗净,切细捣汁半小杯加适量净水以备用。用时将捣烂的药物摊在青布上,做一个约如铜钱大,厚1分许的泥饼,左鼻孔出血贴右足心,右鼻孔出血贴左足心,二鼻孔均出血,两足心俱贴之。

【主治】 鼻衄。

3. 方药三

【组成】 白术、莪术各10克,生地19克。

【用法】 上药共研细末,用凉开水调匀敷于后颈窝内。

【主治】 鼻衄。

4. 方药四

【组成】 大蒜2枚,吴茱萸、香附各15克。

【用法】 上药共同捣烂,外敷双侧足心。

【主治】 各种鼻衄。

第四节　急性扁桃体炎

【概述】

急性扁桃体炎,属于中医"乳蛾"、"喉蛾"的范畴。多数因为链球菌、葡萄球菌侵入扁桃体所致。临床上以咽部两侧的喉核(扁桃体)红肿发炎,咽喉梗阻,甚至化脓感染为特征。其症状有发热、咽痛、咳嗽、鼻塞等。

【治疗】

1. 方药一

【组成】　蝎尾数条,消炎镇痛膏1贴。

【用法】　取蝎尾两小节研粉后置于半张消炎镇痛膏中央,然后贴敷于两侧下颌骨下方的肿大处。每天换药1次,轻症2~3次可愈,重症3~5次可愈。

【主治】　急性扁桃体炎。

2. 方药二

【组成】　吴茱萸12克。

【用法】　将上药研为粉末,然后以食醋调成糊状,再将药糊贴于两足底(涌泉穴)上。每天1次。

【主治】　咽喉疼痛、急性扁桃体炎。

3. 方药三

【组成】　大蒜(紫皮者佳)适量。

【用法】　将大蒜捣烂如糊状,敷于合谷穴1~2小时,以局部皮肤发痒、发赤或起泡为度。

【主治】　急性扁桃体炎。

4. 方药四

【组成】　姜黄1片,红枣2枚(去核),巴豆3粒。

【用法】　上药共捣如泥,搅拌调和,作2丸,用绢布包扎。1

丸握手心,1 丸塞鼻,男左女右,嘱盖被卧。汗出即愈。

5. 方药五

【组成】　吴茱萸、黄连各适量。

【用法】　上 2 药共研细末,用醋调糊膏状,午睡前敷两脚涌泉穴,油纸覆盖,胶布固定,次晨去之。每日 1 次,3 次为 1 疗程。

【主治】　急性扁桃体炎。

6. 方药六

【组成】　消炎止痛膏 1 张。

【用法】　止痛膏紧贴廉泉穴,24 小时换贴 1 次,可连贴 3 次。不愈间隔 3 天再用。

【主治】　慢性扁桃体炎,咽喉炎。

第五节　慢性咽炎

慢性咽炎为常见的咽部疾病,常为上呼吸道慢性炎症的一部分。病程较长,症状顽固,不易治愈,多发生于中年人。症见咽部各种不适感觉,如异物感、发痒、灼热、干燥、微痛等。因咽痒而引起咳嗽,易受刺激而致恶心、干呕。检查见咽部黏膜充血暗红,或咽后壁淋巴滤泡增生、充血、肿胀,甚则咽部黏膜干燥、变薄,并有脓痂附着。本病相当于中医的慢喉痹。

1. 方药一

【组成】　吴茱萸、生附子。

【用法】　上药研末,醋调,临睡时敷于涌泉穴(约 5 分硬币之大小、厚薄),每晚 1 次。

【主治】　慢性咽炎。

2. 方药二

【组成】　紫金锭 30 克,参三七 15 克,醋适量。

【用法】　前 2 药共研细末,分 3 次醋调敷颈前喉结上凹陷处,纱布覆盖,胶布固定,并以醋经常保持湿润,隔日换药 1 次。

【主治】　慢性咽喉炎,咽喉干痒疼痛。

第六节　复发性口疮

【概述】

复发性口疮是一种原因不明的口腔黏膜疾病。临床表现为口腔黏膜反复发生表浅的圆形或椭圆形小溃疡,多发或单发于唇、舌、颊、腭等处,伴有剧烈疼痛。中医学认为本病属于“口糜”范畴,多由心火上炎、胃热上蒸、肝火上灼、肾火上亢等所致。

【辨证】

1. 实证

（1）心火上炎型

症见口腔溃疡,大小不等,甚至融合成片,局部灼热剧痛,多伴有口干舌燥,烦热不寐,大便干结,小便赤涩等。

（2）胃热上蒸型

症见口腔溃疡散发如粟米状,或融合成豆瓣大小,深浅不一,周围红肿,局部灼痛,多伴有口渴引饮,口臭,大便燥结等。

（3）肝火上灼型

症见口腔溃疡,大小不等,疼痛时轻时重,周围黏膜肿胀,多伴有急躁易怒,口苦目眩等。

（4）肾火上亢型

症见口腔溃疡,此起彼落,疼痛午后暮前为重,多伴有五心烦热,盗汗不寐,耳鸣时作,小便赤涩等。

2. 虚证

口腔溃疡或糜烂,稀散,周围色红不著,疼痛不甚,反复发作或迁延不愈,神疲颧红,盗汗口干,手足心热,大便偏干,舌红,苔少或花剥,脉细数。

【治疗】

1. 方药一

【组成】　大蚯蚓 6 条,吴芋 3 只。

【用法】　将蚯蚓、吴芋和匀,捣烂如泥,敷于两足底涌泉穴,外盖纱布,胶布固定,每日 1 换,7 日为 1 疗程。

【主治】　肾火上亢型口疮。

2. 方药二

【组成】　冰硼散、青黛散、西瓜霜、珠黄散。

【用法】　上药任选一种,取适量涂敷患处,每日 3 次。

【主治】　实证口疮。

3. 方药三

【组成】　冰片 3 克,硼砂 6 克,玄明粉 12 克,朱砂 6 克,青黛 6 克。

【用法】　上药共研细末,每次适量,涂敷患处,每日 3 次。

【主治】　实证口疮。

4. 方药四

【组成】　锡类散、养阴生肌散。

【用法】　上药任选一种,取适量涂敷患处,每日 3 次。用于虚火上浮证。

【主治】　虚火上浮型口疮。

5. 方药五

【组成】　五倍子 10 克,雄黄 6 克,冰片 1 克。

【用法】　上药共研细末,每次适量,涂敷患处,每日 3 次。

【主治】　各型口疮。

6. 方药六

【组成】　乌鱼 1 条,老陈醋适量。

【用法】　将乌鱼和醋捣烂如泥,贴足心上,男左女右。

【主治】　小儿口腔溃疡。

7. 方药七

【组成】　吴茱萸适量。

【用法】　上药研细末,用适量醋调稠膏,敷两脚心(涌泉穴),外盖纱布,胶布或绷带固定,每日1换,用药1～5日。用量1岁以下1.5克,1～5岁6～9克,6～15岁9～12克,15岁以上12～15克。

【主治】　口腔溃疡虚火证。

8. 方药八

【组成】　吴茱萸末适量,肉桂末2克。

【用法】　醋调上药末,分成两块,制成饼于睡前敷两脚心(涌泉穴),外以青菜叶盖上,绷带固定,至次日晨取下。每日换药1次,用药1～5日。

【主治】　口腔溃疡虚火证。

【备注】

(1)可选用金银花、野菊花、板蓝根、大青叶、甘草煎汤,频频漱口。

(2)饮食宜清淡,忌辛辣刺激、粗硬及过咸、过甜食物,忌饮料过烫。

(3)患病期间注意休息,多饮水及食蔬菜水果,保持大便通畅。

第七节　牙　周　炎

【概述】

牙周炎是指多种原因引起的牙龈、牙周带、牙骨质和牙槽骨的慢性破坏性疾病,临床有炎症型和无炎症型两类,前者有牙龈肿胀、出血、溢脓、口臭、牙浮松动、咀嚼无力或咀嚼疼痛等症状,后者有牙龈退缩、牙槽萎缩、牙骨质暴露、牙齿脱落等症状。

中医学认为本病属于"齿漏"、"齿挺"、"风疳"等范畴,多由脾胃积热或肝肾阴虚所致。

【辨证】

1. 脾胃积热型

症见牙龈赤红焮肿,糜烂出血,灼痛,牙周溢脓黏稠,多伴有口臭,胃中嘈杂,多食善饥,大便干结等。

2. 阴虚火旺型

症见牙龈肿痛,出血,流脓少,口臭,牙齿松动,咀嚼无力,多伴有口咽干燥,头晕耳鸣,目眩脚软,盗汗烦躁等。

【治疗】

1. 方药一

【组成】　血余炭 1.5 克,冰片 0.3 克,白蜜 30ml。

【用法】　先将血余炭、冰片和匀,磨成极细粉,再加入白蜜调匀,涂敷患处,每日 2～3 次,7 日为 1 疗程。

【主治】　阴虚火旺型牙周炎。

【附注】　本方适用于牙周炎龈肉溃烂,渗血不止者。

2. 方药二

【组成】　鲜薄荷叶适量。

【用法】　捣烂贴敷患侧面部,每日 1 次。

【主治】　牙龈炎、牙齿疼痛。

3. 方药三

【组成】　白矾、黄柏、黄连、甘草各 3 克,青黛 6 克,冰片 5 克,乳香、没药各 0.5 克,硼砂 12 克,红枣 30 克。

【用法】　上药研极细末,混匀,取少许放于患处,每日 2 次。

【主治】　牙周炎,牙龈红肿、出血、溃脓,牙齿松动。

4. 方药四

【组成】　大黄 12 克,丁香 10 个,冰片 6 克。

【用法】　上药共研细末,热米醋调敷两足心。

【主治】　牙根腐烂。

5. 方药五

【组成】　细辛、元胡各等量。

【用法】　上药共研细末,用醋调糊,敷牙痛处。

【主治】　牙痛风寒证。

6. 方药六

【组成】　大蒜适量。

【用法】　上药捣烂,取少许敷于合谷穴,外盖纱布,胶布固定。局部有烧灼感时去掉。

【主治】　牙痛风寒证。

第八章 皮肤科疾病的中药外敷疗法

第一节 疖

【概述】

疖是单个毛囊及其所属皮脂腺的急性化脓性感染,好发于头面部、颈部、胸背及臀部。初起为红、肿、痛的小结节,继而扩大形成隆起结节,数日后中央形成脓栓,最后破溃出脓而愈。常伴有发热、头痛不适等全身症状,邻近淋巴结肿大。营养不良者可引起脓毒血症或败血症。中医学认为本病属于"疖"、"热疖"、"暑疖"、"疮疖"等范畴。多由外感风邪,内蕴湿热,蒸于肌肤所致。

【辨证】

1. 热疖型

症见局部皮肤色红,灼热疼痛,突起根浅,肿势局限,范围多在1寸左右,一般无全身症状。

2. 暑疖型

发于酷暑季节,多见于头面部,也有遍及全身,局部皮肤潮红、肿痛,突起根浅,或痱子连片,酿成疖肿,常伴有发热、口渴、便秘、溲赤等。

【治疗】

1. 方药一

【组成】 有壳活蜗牛2只。

【用法】　将蜗牛去壳,洗净,捣烂后覆盖在疖上,外盖纱布,胶布固定,每日1换,3日为1疗程。

【主治】　热疖。

2. 方药二

【组成】　新鲜芙蓉叶60克,冰片1克。

【用法】　将新鲜芙蓉叶与冰片和匀,捣烂如泥,敷盖在疖上,外盖纱布,胶布固定,每日1换,3日为1疗程。

【主治】　热疖。

3. 方药三

【组成】　鲫鱼鳞片若干。

【用法】　取鲫鱼鳞片,敷贴疖上,外用胶布固定,每日1换,3日为1疗程。

【主治】　热疖。

4. 方药四

【组成】　生大黄30克,远志30克,猪胆1只。

【用法】　先将生大黄、远志和匀,磨成细粉,装瓶备用。用时取药粉适量,加入猪胆汁调成糊状,敷贴疖上,外盖纱布,胶布固定,每日1换,7日为1疗程。

【主治】　暑疖。

【附注】　如一时取不到猪胆,也可用醋替代。

5. 方药五

【组成】　新鲜苦菜500克。

【用法】　将新鲜苦菜梗折断,取断面流出的白汁,涂敷疖上,每日2～3次,7日为1疗程。

【主治】　暑疖。

6. 方药六

【组成】　虎杖500克,蒲公英150克,紫花地丁100克,冰片50克。

【用法】　上药共研末,凡士林调和,外敷疖肿部,每天换药1次。

【主治】　疖肿。

7. 方药七

【组成】　天仙子 50 克,藤黄、浙贝母、蚤休各 10 克,赤芍 15克,乳香、没药各 6 克,冰片 3 克。

【用法】　上药共研细末,取适量药粉,加蒸馏水调成糊状,摊于纱布上,面积大于疖肿,厚 1～2cm,贴敷患处。并用大黄、黄芩各 30 克,黄柏 15 克,黄连 5 克加水煎成浓缩液。用纱布吸附药液,盖于药膏之上。每日数次,保持患处湿润。1 疗程 10 日。

【主治】　疖肿。

8. 方药八

【组成】　鲜马齿苋 5 份,青黛 1 份。

【用法】　将鲜马齿苋洗净,加入石臼中捣成糊状,加入青黛研匀即成。视患处面积大小,将药糊敷患处,厚度 1mm 左右,用纱布包扎,1～2 小时换药 1 次,至肿消为止。

【主治】　疖肿。

第二节　痈

【概述】

痈是金黄色葡萄球菌引起的多个相邻毛囊和皮脂腺或汗腺的急性化脓性炎症,好发于项、背、腰、腹、臀等皮肤厚的部位。初期为炎性弥漫性浸润硬块,继而化脓,组织坏死,其上出现多个脓点,形成蜂窝状脓头,易发生淋巴结炎、淋巴管炎、静脉炎。患处剧痛,伴有发热、畏寒等全身症状。中医学认为本病属于"有头疽"范畴,多由外感毒邪,内蕴湿热,以致气血瘀滞,毒邪凝聚皮肉之内所致。

【辨证】

1. 热毒凝聚型

痈证初起,症见局部肿势高突,范围在 3～4 寸左右,皮肉紫红,紧张发亮,疼痛剧烈,相当于酿脓期。

2. 脓毒蕴发型

症见局部焮红高突,脓头增多,疼痛剧烈,创面渐渐腐烂,形如蜂窝,多伴有寒战、高热等全身症状,相当于溃脓期。在应用外治法的同时,可配合内科抗菌消炎治疗。

3. 脓腐余毒型

症见患处脓腐渐尽,创面生长迟缓,全身症状减轻或消失,常伴有面色少华、神疲乏力等,相当于收口期。

【治疗】

1. 方药一

【组成】 生大黄 15 克,鸡蛋 1 只。

【用法】 先将大黄磨成细粉,再加入鸡蛋清调成糊状,涂敷患处,外盖纱布,胶布固定,每日 1 换,7 日为 1 疗程。

【主治】 热毒凝聚型痈。

2. 方药二

【组成】 白胡椒 30 克,盐 3 克。

【用法】 先将白胡椒磨成细粉,盐加水溶化,再取盐水调和胡椒粉成糊状,涂敷患处,外盖纱布,胶布固定,每日 1 换,7 日为 1 疗程。

【主治】 热毒凝聚型痈。

3. 方药三

【组成】 新鲜仙人掌 1 块,米酒糟适量。

【用法】 先将新鲜仙人掌去刺洗净,切碎捣烂,加入米酒糟调匀,敷贴患处,外用胶布固定,每日 1 换,7 日为 1 疗程。

【主治】 热毒凝聚型痈。

【附注】 如无米酒糟,可用生石膏粉 10 克替代。

4. 方药四

【组成】 制草乌 30 克,象贝母 30 克,天花粉 30 克,制南星 30 克,新鲜芙蓉叶 120 克,陈醋适量。

【用法】 先将草乌、象贝母、天花粉、南星和匀,磨成细粉,加入鲜芙蓉叶捣烂,再加陈醋调成糊状,涂敷痈的四周,留疮头出毒。干则可用芙蓉叶汁或醋湿润,每日 1 换,7 日为 1 疗程。

【主治】 脓毒蕴发型痈。

5. 方药五

【组成】 苍术、白术、草乌、花粉、黄连、薄荷、七叶一枝花各 50 克,黄柏、白及、栀子各 20 克,破血子 100 克,麝香少许。

【用法】 除麝香外,共研细末,过细筛备用。将麝香研末后加菜油调匀,再倒入药粉调为糊状。用时从患处周围往里涂敷,痈疮顶部敷厚些。患处毛发较多需剃除之。视病情轻重,每日换敷 1～2 次。

【主治】 痈。

第三节　疔　　疮

【概述】

疔疮是发病迅速,危险性较大的皮肤科常见疾病之一。多发生于颜面部及手足等处。此病处理不当,如颜面部疔疮发生走黄,可导致生命危险。中医根据发病部位的不同,把疔疮分为颜面疔、手足疔、红丝疔、烂疔和疫疔 5 种。疔疮的发病原因,因部位不同各异,如颜面疔主要因火热之毒引起;手足疔因外伤感染毒邪,或湿热下注,邪毒蕴于皮肉所致;红丝疔的内因是火毒凝聚,外因是足有湿气或皮肤破损感染毒邪,以致毒流经脉,向上走窜而得病;烂疔因外伤污染泥土等物或感染毒气,加之湿热火毒内蕴,气血凝滞而发生;疫疔主要因接触疫畜染毒而致。

【治疗】

1. 方药一

【组成】　大黄 100 克,冰片 20 克,芒硝 100 克,食醋适量。

【用法】　将前 3 种药研为细末,加入食醋混合搅拌成糊状,然后摊于纱布上,外敷于病灶部位。每天换药 2～3 次,连用 2～4 天,一般可以治愈。

【主治】　一切疗疮,痈肿疮毒及跌打损伤引起的瘀血肿胀。

2. 方药二

【组成】　冬瓜叶、蜗牛各等份。

【用法】　将冬瓜叶阴干,蜗牛连壳烧灰存性,然后将这两种药研成粉末,用开水调成糊状。用时先用温开水或新洁尔灭溶液将创面的脓液洗干净,再将药涂敷于患处,用消毒纱布包扎固定,每天换药 1 次,3 次即可见效。

【主治】　疗疮已溃,脓血不尽,久不收口者。

3. 方药三

【组成】　蟑螂 10 只,花蜘蛛 5 只,壁虎 1 只,蜈蚣 4 条,地龙(清水洗净)20 条,雄黄 30 克,藤黄 10 克,麻油 200ml。

【用法】　将麻油盛于容器内,然后把雄黄、藤黄溶于麻油中,再把方中的 5 种动物(全为活的)投入麻油内,密封容器,并置于有一定温度的地方,半个月后动物全部腐烂,以竹签搅匀即可用。用时以棉签将药液涂敷于患处,每天 1～2 次。

【主治】　一切疗疮、无名肿毒、烧伤等。

4. 方药四

【组成】　大黄、黄柏、姜黄、白芷各 30 克,天南星、陈皮、苍术、厚朴、甘草各 12 克,天花粉 60 克。

【用法】　将上药在 60～80℃下烘干,混合研粉过 100～120 目筛,取凡士林,置于干净的锅内溶化,然后加入药粉,拌匀后备用。用时将上药涂敷于患处,每天换药 1 次。

【主治】　疔疮初起,红肿热痛者及烧伤、烫伤。

5. 方药五

【组成】　木芙蓉花叶,金钱草、天仙子(比例为8:1:3)。

【用法】　将采集来的前2味药用清水洗净晾干,然后将3味药分别进行低温烘干,研细末过100目筛,分别放置。使用时分别称取各药,混匀灭菌,以温开水调匀成糊状,涂在纱布上,贴于患处,敷满整个部位,每日换药1次。

【主治】　颜面疔疮。

6. 方药六

【组成】　天仙子300克,藤黄200克,冰片30克。

【用法】　上药分别研极细末,混匀密封。用时取药末适量,用开水调成糊状,外敷患处。

【主治】　颜面疔疮。

【附注】　配服五味消毒饮。

7. 方药七

【组成】　丁香、木香、沉香各1.5克,乳香、明雄黄各2克,麝香0.15克。

【用法】　上药研成细末备用。治疗时先挑破疔疮脓头,用陈醋调药末贴敷之,每日换药1次。

【主治】　疔疮走黄,痈疮搭背。

8. 方药八

【组成】　蝌蚪液化水100ml,大黄、芒硝、寒水石各50克。

【用法】　初夏取蝌蚪,洗净,放入有盖的瓷罐中,黄泥封口后埋地下0.6米处,立秋后取出,此时蝌蚪已液化(如蝌蚪水发臭,则不能用)。每100ml蝌蚪液化水加入碾成细末的后3味药,调匀,阴干即成。疔疮未溃者,用本品与清水调成糊状外敷患处;已溃者,伤口内纳纱条引流,外敷散剂,每日1~2次。

【主治】　手足疔疮。

【附注】　全身热毒较重者,服五味消毒饮加减。

9. 方药九

【组成】　活苍耳虫 100 条,冰片 1 克。

【用法】　上药浸泡在麻油 40ml 中,密封备用。临用时,用碘酒、酒精消毒局部后,按其病变范围大小,取苍耳虫 4～6 条,捣烂如泥,敷于疮顶,外盖纱布,一般每日换药 1 次。

【主治】　颜面疔疮。

第四节　丹　　毒

【概述】

丹毒是由溶血性链球菌从皮肤黏膜破损处侵犯皮内网状淋巴管所引起的一种急性感染性疾病,好发于面部或下肢,临床以患处皮肤突然发红,鲜红如丹,与周围正常组织界限清楚,一般不化脓,有复发倾向为特征。患者常伴有畏寒、发热、头痛等全身症状。中医学认为本病属于"流火"范畴,多由火邪侵犯,血热郁于肌肤所致。

【辨证】

1. 风热上扰型

多发于头面部,症见头面皮肤呈片状红斑,局部灼热,界限清楚,常伴有口苦舌干,畏寒发热等。

2. 湿热下注型

多发于下肢胫足,症见局部红肿焮热,痛如火燎,表面光亮,腹股沟淋巴结肿大疼痛等。

【治疗】

1. 方药一

【组成】　芒硝 15 克,大黄 12 克,青黛 9 克,鸡蛋 1 只。

【用法】　先将芒硝、大黄、青黛和匀,磨成细粉,再加入鸡蛋清调成糊状,涂敷患处,外盖纱布,胶布固定,每日1换,7日为1疗程。

【主治】　风热上扰型丹毒。

2. 方药二

【组成】　新鲜板蓝根120克。

【用法】　将板蓝根洗净,捣烂如泥,敷贴患处,外盖纱布,胶布固定,每日1换,7日为1疗程。

【主治】　风热上扰型丹毒。

3. 方药三

【组成】　新鲜慈姑10只。

【用法】　将鲜慈姑切片,贴于患处,1小时1换,7日为1疗程。

【主治】　风热上扰型丹毒。

4. 方药四

【组成】　生大黄50克,芒硝30克,黄柏15克,苍术15克。

【用法】　先将大黄、芒硝、黄柏、苍术和匀,磨成细粉,再加入凉开水调成糊状,涂敷患处,外盖纱布,胶布固定,每日1换,7日为1疗程。

【主治】　湿热下注型丹毒。

5. 方药五

【组成】　蓖麻子15粒。

【用法】　将蓖麻子去壳取肉,磨成细粉,加入凉开水调成糊状,涂敷患处,外盖纱布,胶布固定,每日1换,7日为1疗程。

【主治】　湿热下注型丹毒。

6. 方药六

【组成】　新鲜仙人掌1大块,马勃3克。

【用法】　先将仙人掌去刺,洗净,捣烂如泥,再加入马勃和匀,敷贴患处,每日1换,7日为1疗程。

【主治】　湿热下注型丹毒。

【附注】　本方适用于红斑区有水泡渗液的丹毒患者。

7. 方药七

【组成】　新鲜荷叶 2 张。

【用法】　将荷叶洗净,捣烂如泥,敷贴患处,每日 1 换,7 日为 1 疗程。

【主治】　湿热下注型丹毒。

8. 方药八

【组成】　煅石膏 30 克,广丹 1.5 克,冰片 0.3 克。

【用法】　上药共研细末,用麻油或茶油适量调成糊状,外敷患处。每日 2~3 次,5~7 天为 1 疗程。

【主治】　下肢丹毒。

9. 方药九

【组成】　鲜蒲公英、鲜紫花地丁、鲜野菊花叶、鲜金银花各 60 克。

【用法】　上药捣烂如泥,湿敷患处,每日 2~3 次。

【主治】　丹毒。

10. 方药十

【组成】　马齿苋、白菜邦、绿豆芽、鲜野萄花各 60 克。

【用法】　上药捣烂如泥,湿敷患处,每日 2~3 次。

【主治】　丹毒。

第五节　荨　麻　疹

【概述】

荨麻疹是一种常见的过敏性皮肤病。其特点是:发无定处,骤然发生并迅速消退,愈后不留任何痕迹。疹为红色或白色风团,风团大小形态不一,有剧烈瘙痒及烧灼感。可有发热头痛、哮喘、恶心、呕吐、腹痛、腹泻,甚至发生过敏性休克。本病中医称为"瘖瘤"、"隐疹"、"风疹"。

【治疗】

1. 方药一

【组成】 羌活、防风、全虫、川芎、肉桂、银柴胡、乌梅、五味子、地龙。风寒型加麻黄、细辛；风热型加蝉衣、黄芩；阴血不足型加黄芪、白术、首乌、当归。

【用法】 上药共为末，过 80 目筛，装瓶密封备用。每取药物 16～24 克(小儿酌减)，陈醋适量调膏，平摊于 8 块 4cm×5cm 的无毒性塑料薄膜上，贴于曲池、风市、膈俞、血海(均为双穴)穴位上，胶布固定，24 小时去药，3 日贴 1 次，连贴 5 次为 1 疗程。

【主治】 荨麻疹。

2. 方药二

【组成】 川芎、羌活、肉桂、地龙。

【用法】 上药烘干粉碎，过 80 目筛，用时取药面 12 克，加陈醋、凡士林调膏，平摊于 6 块 3cm×4cm 的无毒塑料薄膜纸上，贴于血海、风市、曲池穴(均双侧)，胶布固定。冬季加悬灸 5 分钟。每日贴 12 小时，3 日 1 次，连贴 4 次为 1 疗程。

【主治】 荨麻疹。

第六节　湿　　疹

【概述】

湿疹是一种由多种因素所致的过敏性炎症性皮肤病，中医称湿疮。此病有瘙痒剧烈、皮肤多种损害、形态各异、糜烂流水结痂、对称性分布，反复发作，易演变成慢性病等特点。男女老幼皆可发病，无明显的季节性，但冬季常易复发。一般分急性、亚急性和慢性 3 种。中医认为，急性湿疹以湿热为主，由于禀赋不足、风、湿、热阻于肌肤而成；亚急性者多与脾虚不运，湿邪留恋有关；慢性者因病久伤血，血虚生风生燥，肌肤失去濡养而成。发生于小腿伴有青筋暴露者,多由于气血运行失常,湿热蕴阻所致。

【治疗】

1. 方药一

【组成】　诃子 100 克。

【用法】　将诃子打烂,用水 6 碗文火煎至 4 碗,然后取药汁浸渍患处,不能浸渍的部位用棉垫湿敷。敷时药液温度宜适中,不宜过烫过冷,每天浸洗 3 次,每次约 30 分钟,每天 1 剂。

【主治】　急性湿疹。

2. 方药二

【组成】　红薯子 100 克,酒精 500ml。

【用法】　将红薯子炒黄,碾碎呈 2mm 大小,放入酒精中浸泡 48 小时可用。用时先将药物加热至微温,然后湿敷于患处。每天敷 2 次,每次 20 分钟,共敷 3 天。

【主治】　急性湿疹。

3. 方药三

【组成】　百草霜 50 克,陈石灰 50 克,伏龙肝 50 克。

【用法】　上药共研细末,使用时用桐油和香油调匀外涂患处。每天 1 次。

【主治】　下肢湿疹。

4. 方药四

【组成】　荆芥、细辛、防风、白芷各等份。

【用法】　上药研细末备用,用时先取花椒适量水煎熏洗患处,继用陈醋调药末外敷。每日 2 次,3 日为 1 疗程。

【主治】　局限性湿疹。

5. 方药五

【组成】　茉莉花茶 2 份,雄黄 1 份。

【用法】　上药共研细末,剂量按病变范围大小而定,用开水烫调如稀糊状,涂于患处。每日 1 次,7 次为 1 疗程。若有渗出者加少量白矾。若不愈再用 1 疗程。

【主治】　湿疹。

【附注】　用药期间,禁烟、酒、鱼、虾、辣椒,消除精神因素,保持身心健康愉快。

6. 方药六

【组成】　黄丹、黄柏各 30 克。

【用法】　将上药研细混匀备用。渗出多者,将药末撒敷于疮面;渗出少者,则用香油调敷于疮面。

7. 方药七

【组成】　莱菔子 60 克。

【用法】　将莱菔子放沙锅中炒 10 分钟,取出研末。装瓶备用,若皮损渗出液较多或伴发感染者,以干粉撒于皮肤处;待渗液和脓水干燥后,改以麻油调药粉成糊状外敷。每日数次。

第七节　带状疱疹

【概述】

带状疱疹,中医称"串腰龙"、"缠腰火丹"、"蜘蛛疮"、"蛇串疮"等,是由带状疱疹病毒感染所致。皮疹出现前,先有轻重不同的前驱症状,如发热、倦怠、食欲不振等。局部皮肤感觉过敏,有灼热感和针刺样疼痛等。以后皮肤出现红斑、集簇性水泡,排列成带状,发生在身体的一侧,常沿着一定的外围神经部位分布,多为单侧性,偶有对称性,附近淋巴结肿大。最后水泡干燥、结痂、脱落,遗留有暂时性的色素沉着斑。病情严重者泡内有血性内容物,或发生坏死,愈后留有瘢痕。中医认为,本证由于肝气郁结,久而化火,脾经湿热内蕴,外溢皮肤而生;或因过度疲劳,大病之后正气虚弱,复感毒邪,以致湿热火毒蕴积肌肤而成。年老体弱者,多因血虚肝旺,湿热毒盛,气血凝滞,以致疼痛加剧,日久才能消失。

【辨证】

1. 风热袭表型

多见于单纯疱疹,皮疹发于口鼻及生殖器周围,皮肤灼热刺痒,红疹,水泡,泡液透明或混浊,数日后干燥结痂。

2. 肝胆湿热型

多见于带状疱疹。疱疹好发于颜面及胸胁,皮肤红斑,水泡累累如串珠,局部灼热疼痛。

【治疗】

1. 方药一

【组成】　新鲜荷花瓣 10 张。

【用法】　将荷花瓣贴于患处,外用胶布固定,1 日换 4～5 次,3 日为 1 疗程。

【主治】　风热袭表型带状疱疹。

2. 方药二

【组成】　生蒲黄 6 克,黄连 3 克,冰片 0.5 克,麻油适量。

【用法】　先将黄连、冰片磨成细粉,再和入蒲黄,加入麻油调成糊状,涂敷患处,每日 2～3 次,3 日为 1 疗程。

【主治】　风热袭表型带状疱疹。

3. 方药三

【组成】　雄黄 6 克,白矾 3 克,冰片 1 克。

【用法】　将雄黄、白矾、冰片和匀,磨成细粉,加入凉开水调成糊状,涂敷患处,每日 2 次,3 日为 1 疗程。

【主治】　肝胆湿热型带状疱疹。

4. 方药四

【组成】　金挖耳(又名野向日葵)适量(鲜者为佳)。

【用法】　将上药用口嚼烂后敷于患处,每天敷 1 次,一般 5～7 天可愈。

【主治】　带状疱疹。

5. 方药五

【组成】　百草霜 10 克,地龙 5 克。

【用法】　上药共为细末,用茶油调匀,涂于患处,每天涂 2 次。

【主治】　带状疱疹。

6. 方药六

【组成】　蜈蚣(瓦焙)8 条,大黄、黄连各 15 克,黄柏 20 克,乳香、没药各 10 克。

【用法】　上药研细末,用浓茶水调成糊状敷患处,以不露疱疹为度,每日 3 次。

【主治】　带状疱疹。

7. 方药七

【组成】　冰片 60 克,朱砂 10 克。

【用法】　上药共研极细末,加麻油 100ml 调成糊状备用。先用 3％双氧水 100ml 反复擦洗疱疹区皮肤,挑破水泡使泡液流尽,然后将药物均匀涂于患部,每日 2～3 次。

【主治】　带状疱疹。

8. 方药八

【组成】　青黛 30 克,冰片 5 克。

【用法】　上药共研细末,过筛备用。用时以食醋调成糊状,涂患处,每日 3 次。

【主治】　带状疱疹。

9. 方药九

【组成】　王不留行若干。

【用法】　上药文火焙干呈黄褐色(或爆花),以不焦为度,研成细末,用鸡蛋清调成糊状,涂抹患处。每日 3 次。

【主治】　带状疱疹。

10. 方药十

【组成】　蜈蚣 3 条,蛇蜕 10 克,冰片 5 克。

【用法】　先将蜈蚣和蛇蜕分别用文火炒存性,研成极细粉,再将研好的冰片加入,混匀备用。用时取适量香油将药末调成糊状,制成药饼(1cm 厚度即可),湿敷患处,外用纱布胶布固定,每日换药 1 次。

【主治】　带状疱疹。

11. 方药十一

【组成】　仙人掌适量去刺,冰片、雄黄两者比例为 3:2。

【用法】　后 2 味研细,和仙人掌一起捣成糊状,均匀涂敷于患处。每日 1 次,连续外敷,直至痊愈。

【主治】　带状疱疹。

12. 方药十二

【组成】　黄连 30 克,七叶一枝花 5 克,明雄黄 60 克,琥珀、明矾各 90 克,蜈蚣 20 克。

【用法】　先将蜈蚣放入烘箱内烤黄,然后分别取上药研为细粉,过 100 目筛,混匀装瓶备用。取药粉适量,用麻油调成糊状。使用时先在皮损处以生理盐水洗净局部,并用灭菌棉球揩干,然后将本膏涂布在灭菌纱布上敷贴患处,胶布固定,每日换药 1 次。

【主治】　带状疱疹。

13. 方药十三

【组成】　大黄、黄柏各 2 份,五倍子、芒硝各 1 份。

【用法】　上药共研细末,过 120 目筛,加凡士林配成 30% 软膏,用时按皮损大小将药膏平摊于麻纸上厚约 0.2cm,并贴敷患处,隔日换药 1 次。

【主治】　带状疱疹。

第八节　痤　疮

【概述】

痤疮是一种毛囊与皮脂腺的慢性炎症,好发于青春期男女的面部及胸背部,故又名青春痘。临床表现为面部、胸背部散在的毛囊性丘疹,部分顶部有小脓疱,破溃后可有色素沉着,或凹陷性瘢痕。中医学认为本病属于"肺风粉刺"范畴,多由肺经风热或肠胃湿热所致。

【辨证】

1. 肺经风热型

症见皮疹色红或稍红,局部瘙痒,或焮红疼痛,多伴有颜面潮红,口干尿黄等。

2. 脾胃湿热型

症见皮疹红肿疼痛,脓疱迭起,多伴有便秘溲赤,纳呆腹胀等。

【治疗】

1. 方药一

【组成】　大黄15克,硫磺15克,硼砂6克。

【用法】　将大黄、硫磺、硼砂和匀,磨成细粉,用茶水调成糊状,涂敷患处,每日1换,7日为1疗程。

【主治】　脾胃湿热型痤疮。

2. 方药二

【组成】　绿豆30克,白芷10克,面粉30克,鸡蛋1个。

【用法】　先将绿豆、白芷和匀,磨成细粉,再加入面粉调匀,用鸡蛋清调至糊状,制成面膜,临睡前敷贴患处,清晨洗去,7日为1疗程。

【主治】　脾胃湿热型痤疮。

3. 方药三

【组成】　白芷6份,白附子4份。

【用法】　上药取极干燥药材研碎,过 100 目筛。每天晚上用新鲜绿茶调成糊状,均匀涂在患处。7 天为 1 疗程。

4. 方药四

【组成】　夏枯草、羌活、海藻、白芷、僵蚕各 6 克,黄连 1.5 克,冰片少许,白蜂蜜 60 克。面鼻风邪重者加旋复花、晚蚕沙、苦参各 6 克;有囊肿、瘢痕者加密陀僧、滑石各 9 克。

【用法】　上药共研细末,入蜂蜜调膏。直接涂药于患部,晚贴晨取。10 次为 1 疗程。

5. 方药五

【组成】　浮萍 10 克,珍珠层粉 1 克。

【用法】　上药研细,过 100 筛,封装备用。先用温水清洗面部,常规消毒炎性皮疹、黑头粉刺。用痤疮针或小镊子清除脓疱、角栓,涂擦红霉素软膏于伤口。取药粉适量,加 2/3 蒸馏水、1/3 蜜蜂调成稀糊状,均匀涂于面部(眼、口除外),约 4mm 厚。30～40 分钟后洗净,外擦维生素 B_6 软膏。5～7 天 1 次,4 次为 1 疗程。

第九节　牛　皮　癣

【概述】

牛皮癣,西医叫银屑病,是一种病因不明的皮肤病。病因可能与感染、精神因素、内分泌紊乱、代谢障碍、变态反应、外伤、寒冷潮湿或遗传等因素有关。临床表现为皮损形态多样化,有点滴状、钱币状、环状、地图状、蛎壳状等不同表现。在损害的皮肤上覆盖有较厚的干燥性鳞屑,鳞屑疏松易剥脱,剥脱后其下面为一红色光亮薄膜,轻刮有小出血点。临床上把牛皮癣分为皮屑型、关节炎型、脓疱型、渗出型、红皮型等多种类型。本证与中医的"蛇虱"、"风癣"、"松皮癣"等相类似。由于营血亏耗,生风生燥,肌肤失养而致。

【辨证】

1. 血瘀风燥型

症见皮肤损害偏暗红,鳞屑不厚,皮粗如牛皮样,并有色素沉着,病程长,经年不愈等。

2. 血热风燥型

症见皮肤潮红,鳞屑不厚,剥去后有小出血点,皮疹发展迅速,瘙痒不已,遇热或心情烦躁时加剧等。

【治疗】

1. 方药一

【组成】 雄黄 10 克,硫磺 6 克,海螵蛸 10 克,轻粉 6 克,冰片 3 克,凡士林 200 克。

【用法】 先将硫磺、海螵蛸、雄黄、轻粉、冰片和匀,磨成细粉,再加入凡士林调成糊状,涂于患处,每日 1 次,7 日为 1 疗程。

【主治】 血瘀风燥型牛皮癣。

2. 方药二

【组成】 杏仁 60 粒,猪油 15 克。

【用法】 先将杏仁去皮尖,捣烂如泥,再加入猪油调匀,涂于患处,每日 1 次,7 日为 1 疗程。

【主治】 血热风燥型牛皮癣。

3. 方药三

【组成】 雄黄、硫磺、樟脑、枯矾、明矾各 30 克,水杨酸 3 克。

【用法】 将上药共研为细末,以水和匀调成药膏备用。用时取少许药膏贴敷于患处,每天 1～2 次。

【主治】 牛皮癣。

4. 方药四

【组成】 柳蘑、蜂蜡各适量。

【用法】 上药涂于患处,每日 1～3 次。

【主治】 银屑病。

【附注】 忌辛辣刺激性食物。

第十节　稻田皮炎

【概述】

稻田皮炎，又叫水田皮炎，俗称"水毒"，是指农民在水田劳动时，由于田水的长期泡渍或稻草的机械性刺激，加上血吸虫尾蚴或其他理化因素的作用而引起手部接触田水的部位皮肤发热、瘙痒，继而起水泡、丘疹，甚至糜烂、渗液。中医认为，此病是由于接触水湿，复感外邪引起。

【治疗】

1. 方药一

【组成】　黄丹 30 克，冰片 2 克。

【用法】　将上药研成粉末，用麻油调成糊状，然后外敷于患处，每天 1 次。

【主治】　皮肤已糜烂的稻田皮炎。

2. 方药二

【组成】　十大功劳叶适量，凡士林适量。

【用法】　将十大功劳叶研成粉末，取凡士林适量调成油膏，外敷患处，每天 1 次。

【主治】　皮肤已糜烂的稻田皮炎。

3. 方药三

【组成】　韭菜、马齿苋、野薄荷各适量。

【用法】　将上药捣烂成泥状，外敷于患处，每天 1 次。

【主治】　各型稻田皮炎。

第十一节　疣

【概述】

疣为生在皮肤浅表的小赘生物,疣体小如粟米,或大如黄豆,呈颗粒状,散在或簇集成群,发病部位不同,疣状不一,较常见的有寻常疣、扁平疣、传染性软疣、跖疣等。中医学认为本病属于"疣子"、"疣目"等范畴,多由风热之邪搏于肌肤,或肝虚血燥,气血凝滞肌肤所致。

【辨证】

1. 寻常疣

症见疣子米粒样至黄豆大小,表面粗糙不平,形如花蕊,触之坚硬,色呈灰黄或污褐色,常单发,亦可多发。

2. 跖疣

症见足底单发或多发性皮肤顽硬增厚,疣体大小不等,自米粒至黄豆大,色灰黄,表面粗糙不平。

【治疗】

1. 方药一

【组成】　鸦胆子 15 粒。

【用法】　将鸦胆子去壳取仁,捣烂如泥,涂敷疣体上,外用纱布包扎,每 3~4 日换药 1 次,7 日为 1 疗程。

【主治】　寻常疣。

2. 方药二

【组成】　大蒜 1 枚。

【用法】　先用无菌剪剪破疣的头部,以见血为好,再将大蒜捣烂如泥,涂敷疣体上,外用纱布包扎,每 3~4 日换药 1 次,7 日为 1 疗程。

【主治】　寻常疣。

3. 方药三

【组成】 紫硇砂 30 克。

【用法】 选纯净无杂质的紫硇砂,研极细末,装瓶备用,使用时选 1 枚最大的疣体洗净擦干。取硇砂粉 0.5 克,敷于疣体上,然后用胶布固定,1 周为 1 疗程。

【主治】 寻常疣。

【附注】 敷药后不可与水接触,忌食辛辣之品。治疗时只须敷 1 枚最大的疣,其他疣可自行痊愈。

4. 方药四

【组成】 甲珠、木鳖子、天葵子、硇砂、明矾各等份。

【用法】 先炒甲珠和天葵子,剥去木鳖子外壳,诸药共研细末,装瓶备用。用时将本品与少许麻油调匀呈糊状,敷于最大的疣上,用纱布和胶布固定,1 周为 1 疗程。

【主治】 寻常疣。

5. 方药五

【组成】 明矾 100 克,真降香 50 克,旱莲草 30 克。

【用法】 上药研末,过 100 目筛,混匀,加凡士林 200 克,调匀备用,局部常规消毒,用三棱针刺破疣基底部,母疣用刀片削过表面角质层点破出血,用本品涂于患处,每日 1～2 次,7 日为 1 疗程。2 疗程未愈,重用上法。治疗 1～3 疗程。

【主治】 寻常疣。

6. 方药六

【组成】 乌梅 20 粒,食盐 5 克,陈醋 50ml。

【用法】 先将食盐用温水溶化,浸乌梅 24 小时,去核,加陈醋捣烂如泥,敷于患处,外盖纱布,胶布固定,每日 1 换,7 日为 1 疗程。

【主治】 跖疣。

7. 方药七

【组成】 鸦胆子 5 克,五倍子 5 克,生半夏 15 克,乌梅 15 克,白矾 5 克,冰片 1 克。陈醋适量。

【用法】　先将鸦胆子、五倍子、半夏、乌梅、白矾、冰片和匀,磨成细粉,再加入陈醋调成糊状,敷于患处,外盖纱布,胶布固定,每日 1 换,7 日为 1 疗程。

【主治】　跖疣。

第十二节　鹅　掌　风

【概述】

鹅掌风,西医名手癣。此病成年人多见。多因外感湿热之毒,蕴积皮肤,或因相互接触,毒邪相染而成;病久湿热化燥伤血,则气血不足,皮筋失去营养,致使皮厚燥裂,形如鹅掌,因而称鹅掌风。

【治疗】

1. 方药一

【组成】　水杨酸 50 克,苯甲酸 15 克,冰片 5 克,黄柏 30 克,狼毒 10 克。

【用法】　将上药共研成细末,过筛后加入凡士林 50 克调匀,然后在患处涂敷一层,再用蜡纸严密盖好,绷带扎牢。每隔 10 天换药 1 次,一般换药 1～2 次即愈。

【主治】　鹅掌风。

2. 方药二

【组成】　五倍子 10 克,冰片 0.5 克,茶油适量。

【用法】　先将五倍子、冰片和匀,磨成细粉,再加入茶油调成糊状,涂敷患处,每日 1 换,3 日为 1 疗程。

【主治】　手足癣。

3. 方药三

【组成】　鲜鹅掌皮 10 张。

【用法】　将鹅掌皮焙干,磨成细粉,加水调成糊状,涂敷患处,每日 1 换,3 日为 1 疗程。

【主治】 手足癣。

第十三节 体 癣

【概述】

症见面、颈、躯干及四肢有成群的针头大小的红色丘疹或丘疱疹,继而扩展为古钱币形红斑,边缘清楚,自觉瘙痒。

【治疗】

1. 方药一

【组成】 新鲜蛇舌草 60 克,明矾 15 克。

【用法】 将蛇舌草、明矾和匀,捣烂如泥,敷于患处,每日 1 换,7 日为 1 疗程。

【主治】 体癣。

2. 方药二

【组成】 硫磺 30 克,明矾、大蒜各 10 克,炉甘石、氧化锌各 6 克,食醋适量。

【用法】 将硫磺、明矾、大蒜(隔年者)3 味研细末,加后 2 味于前药中,置搪瓷盆内加食醋调匀,用火煮沸 10 分钟,冷后涂擦患处。每日 2 次,3 日为 1 疗程。

【主治】 体癣。

3. 方药三

【组成】 鸽子屎 1000 克,花椒 500 克,白矾 250 克。

【用法】 上 3 味药各用锅炒,然后共研细末,麻油调成药膏。用时先用沉香煎水洗净患部,去掉旧皮涂上药膏。

【主治】 体癣。

4. 方药四

【组成】 明矾 6 克,白凤仙花 12 克,食醋适量。

【用法】　上 2 味药共研细末,用食醋调成糊状,外敷患处。每日 2～3 次。

【主治】　体癣。

第十四节　甲　　癣

【概述】

症见指趾甲的远端或侧缘失去光泽,甲板增厚,高低不平,呈灰褐色或污秽色等。

【治疗】

1. 方药一

【组成】　生大蒜头 50 克,糯米饭 1 团。

【用法】　将大蒜头去皮,加入糯米饭和匀,捣烂如泥,涂敷甲上,每日 1 换,7 日为 1 疗程。

【主治】　甲癣。

【附注】　本方在夏季伏天使用,效果更好。

2. 方药二

【组成】　新鲜凤仙花 1 棵,明矾 9 克。

【用法】　先将凤仙花切碎,再加入明矾和匀,捣烂如泥,涂敷甲上,每日 1 换,7 日为 1 疗程。

【主治】　甲癣。

3. 方药三

【组成】　川楝子 10 枚。

【用法】　将川楝子去皮加水浸泡至软。捣成糊状后加凡士林适量调匀,敷贴患指(趾),外用纱布包扎,胶布固定,2 天后更换。

【主治】　甲癣。

第十五节　黄　水　疮

【概述】

黄水疮是一种以皮肤起脓疱、浸淫成疮为特征的皮肤病。夏秋季多见,小儿易患此病。好发于面、颈、四肢等暴露部位。多由于肺卫有热,脾胃蕴湿,湿热怫郁,或心火炽盛熏蒸腠理,感受暑湿毒邪,湿热毒邪交结,发于肌肤而成。西医称为"脓疱疮"。

【治疗】

1. 方药一

【组成】　凡士林 50 克,川黄柏(研末)5 克,氧化锌粉 10 克,来苏尔 5 滴。

【用法】　上药调匀备用,用时不剪毛发,不揭黄痂,将药膏直接涂于患处,早晚各 1 次。

【主治】　黄水疮。

2. 方药二

【组成】　黄连、黄柏各 30 克,青黛 20 个,冰片 5 个,枯矾 10 克,绿豆粉 12 克。

【用法】　上药研末外用,湿性者敷干药粉,干性者用食油调敷,每日 2 次。小儿用双层纱布包盖。

【主治】　黄水疮。

3. 方药三

【组成】　青黛、白芷、黄连、黄柏、滑石各 15 克,枯矾 12 克,冰片 10 克。

【用法】　上药研末混匀,外敷患处。

【主治】　黄水疮。

4. 方药四

【组成】　大黄 15 克,枯矾 5 克,冰片 1.5 克,青黛 3 克。

【用法】　上药制成散剂。流黄水者敷以散剂,不流水者加麻油调匀外敷。每日 2～3 次。

【主治】　黄水疮。

第十六节　冻　疮

【概述】

冻疮是由于皮肤长期受寒冷和潮湿刺激后,引起局部充血,发生红斑、红肿和坏死。病变的初期,局部皮肤苍白,继之肿胀、灼痛、瘙痒,重者出现水泡或肿块,皮肤呈灰白或暗红色,或转为紫色,溃烂时流脓水。治愈后,可遗留瘢痕及色素沉着或色素脱失,每年冬季容易复发,好发于手指、手背、足跟、足趾、耳垂和耳轮等露出部分。中医认为,冻疮的发病原因是由于阳气不足,皮肤受寒,气血运行不畅,经脉阻隔,气血凝滞。

【辨证】

1. 冻疮未溃型

症见受冻处皮肤发红或紫红,轻度肿胀,自觉瘙痒、疼痛,甚则结成硬块等。

2. 冻疮已溃型

症见受冻局部明显肿胀,有大小不等的水泡,泡液澄黄,破后溃疡,渗出浆液等。

【治疗】

1. 方药一

【组成】　五倍子 100 克,牛骨髓 2 条。

【用法】　先将五倍子磨成细粉,再加入牛骨髓捣烂和匀,敷于患处,外盖纱布,胶布固定,每日 1 换,7 日为 1 疗程。

【主治】　冻疮未溃型。

2. 方药二

【组成】　猪脑1副，白酒30ml。

【用法】　先将白酒加热，再加入猪脑捣融，涂敷患处，每日2次，7日为1疗程。

【主治】　冻疮未溃型。

3. 方药三

【组成】　活麻雀10只。

【用法】　取活麻雀脑涂敷患处，每日1次，7日为1疗程。

【主治】　冻疮未溃型。

4. 方药四

【组成】　当归、红花、王不留行各50克，干姜、桂枝、干辣椒各30克，细辛、樟脑、冰片各10克，酒精750ml。

【用法】　将上9种药浸泡于酒精中，1周后以纱布过滤，收集药液贮瓶备用。用时先将患处局部皮肤洗拭干净，然后用药棉蘸上药液涂敷于患处，每天3～5次，治愈为止。

【主治】　冻疮未溃型。

5. 方药五

【组成】　赤石脂50克，炉甘石60克，滑石、煅石膏各40克，凡士林500克。

【用法】　先将赤石脂、煅石膏研成粉并过100目筛，把前4味药混合研匀，凡士林加热熔化，离火后将四石散倒入容器中不断搅拌，至凡士林凉透即可使用。将药膏除在消毒纱布上，贴于患处，胶布固定。有脓性分泌物或疮面污染者，须用生理盐水清洗创面。5天为1疗程。

【主治】　冻疮。

6. 方药六

【组成】　白及30克，柑子皮30克，桐油1匙。

【用法】　先将白及、柑子皮和匀，磨成细粉，再加入桐油调成糊状,涂敷患处,外盖纱布,胶布固定,每日1换,7日为1疗程。

【主治】　冻疮已溃型。

7. 方药七

【组成】　东丹10克,煅石膏30克,凡士林适量。

【用法】　将东丹、煅石膏研末,用凡士林调成20％油膏备用。用时取适量油膏敷于患处,每天1次,7天为1疗程。

【主治】　冻疮已溃型。

8. 方药八

【组成】　樟脑6克,猪油适量。

【用法】　将樟脑加入猪油内熔化和匀,然后外擦患处,每天2～3次。

【主治】　冻疮已溃型。

9. 方药九

【组成】　白砂糖适量。

【用法】　睡前先用温盐水洗患处,揩干后将白糖均匀地撒布于溃疡面上,再用消毒纱布覆盖,胶布固定。每隔2～3天换药1次。

【主治】　冻疮已溃型。

10. 方药十

【组成】　蝗虫30只。

【用法】　将蝗虫风干,磨成细粉,掺敷创面,外盖纱布,胶布固定,每日1换,7日为1疗程。

【主治】　冻疮已溃型。

11. 方药十一

【组成】　熟石膏30克,海螵蛸30克,青黛10克。

【用法】　将熟石膏、海螵蛸、青黛和匀,磨成细粉,掺敷创面,外盖纱布,胶布固定,每日1换,7日为1疗程。

【主治】　冻疮已溃型。

12. 方药十二

【组成】　芒硝、黄柏各适量,其比例冻疮未溃破者,芒硝用量大于黄柏1倍;已溃破者,黄柏用量大于芒硝1倍。

【用法】　两药共研极细末。用时以冰水或雪水(冷开水欠佳)调敷患处,每日换药1次。

【主治】　冻疮。

【备注】　冻疮预防

冻疮有复发现象,一处发病后,常易再发,因此在复发前,可采用外敷法预防。

【组成】　大蒜头90克。

【用法】　将大蒜头去衣,捣烂如泥,敷于往年患冻疮处,外盖纱布,胶布固定,每日1换,14日为1疗程。

第十七节　面部色斑

【概述】

面部色斑是指发生在颜面部的色素加深性皮肤病。其临床特征为淡褐色至深褐色斑片,大小不定,形状不规则,境界明显,常对称分布于面部,无自觉症状。与祖国医学文献记载的“面尘”、“黧黑斑”、“黧黑汗黯”、“肝斑”等相类似。

【治疗】

1. 方药一

【组成】　白芷、白茯苓、当归、红花、白蒺藜、夜明砂等各适量。

【用法】　上药共研细末,取适量,加蜂蜜调成糊状、外敷患处。每周1～2次,4次为1疗程。

【主治】　黄褐斑。

2. 方药二

【组成】　当归、川芎、沙参、柴胡、防风、天花粉各20克,冬瓜仁、白芷、白及、绿豆各 1 克。

【用法】　将上述中药混合研末,过 220 目筛。治疗时取药粉加蜜糖、3％过氧化氢各 3ml,10％枸橼酸钠 5ml,精面粉及 40℃水少许,混合成糊状,先以蒸气熏脸 10 分钟,清洁脸部后将药糊敷于患部,用温热棉垫覆盖,30 分钟后清除。1 周治疗 1 次,10 次为 1 疗程。

【主治】　黄褐斑。

3. 方药三

【组成】　大枫子仁、杏仁、核桃仁各 50 克、樟脑 50 克。

【用法】　先将前 3 味药共研细末,加入樟脑,研细为泥,装瓶备用,用本品加少许麻油调匀,涂患处,每晚 1 次。

【主治】　黄褐斑。

4. 方药四

【组成】　青嫩柿树叶(晒干)、凡士林各 50 克。

【用法】　将青嫩柿树叶晒干研成细面,用凡士林调匀,成雪花膏状。睡前涂搽于患处,早起洗去。

【主治】　面部色斑。

5. 方药五

【组成】　甘松、山奈、茅香各 15 克,白僵蚕、白及、白蔹、白附子、天花粉、绿豆粉各 30 克,防风、零陵香、藁本各 9 克,皂角 9 克,香白芷 30 克。

【用法】　将以上药物共研为细末,每早晚用药末涂搽患处。

【主治】　黄褐斑。

6. 方药六

【组成】　猪牙皂角、紫背浮萍、白梅肉、甜樱桃枝各 50 克,鹰粪白 15 克。

【用法】　将上药共研为极细末,每天早晚取少许以水调和成膏状,涂搽于面部,20 分钟后用温水洗去。

【主治】　雀斑。

第十八节　酒渣鼻

【概述】

酒渣鼻是一种以鼻部发红,上起粟疹脓疱,状若酒渣为特征的皮肤病,又称"鼻齄"、"赤鼻"等。多发于中年人。多由于肺胃积热,血热壅滞,血瘀凝滞所致。

【治疗】

1. 方药一

【组成】　硫磺、大黄各等份。

【用法】　上药研细拌匀备用。用时取 5 克,加凉水调成糊状,睡前涂鼻部。次晨洗去。每晚 1 次,2 周为 1 疗程。一般需外用 2～3 疗程。

【主治】　酒渣鼻。

2. 方药二

【组成】　黄连、黄柏、儿茶、青黛、蛤粉、煅石膏各 3 克,雄黄、轻粉、血竭各 2 克,枯矾、冰片各 1.5 克,麝香 0.3 克,腊梅花 20 朵(焙干)。

【用法】　上药研成极细末,和匀,贮瓶密封。用时取药末加水调和涂患部,每日 1～2 次。

【主治】　酒渣鼻。

3. 方药三

【组成】　桃仁 9 克,珍珠 1～1.5 克,麻仁 6～9 克,轻粉 0.15 克,红粉 0.15 克。

【用法】　上药共研细末,加入凝固之猪板油适量,搅拌调匀,贮瓶备用。用时先以温热水将鼻部洗净擦干,后用药膏涂于患处,每日 1～2 次,10 次为 1 疗程。

【主治】　酒渣鼻。

4. 方药四

【组成】　绿豆750克,荷花瓣(晒干)60克,滑石15克,白芷15克,白附子15克,冰片6克,密陀僧6克。

【用法】　上药共研细末,用时先将患处洗净,白天以药粉扑患处,晚上可用温开水将药调成糊状,封涂于患处,晨起洗去。如此用药,至痊愈为止。

【主治】　酒渣鼻。

第十九节　鸡　　眼

【概述】

鸡眼是一种局限性圆锥状角质增生物,尖端深入皮内,基底露于表面,似鸡眼,故有其名。本病好发于足底及足趾,多单发,其颜色为灰黄色或蜡黄色,压之疼痛。

【治疗】

1. 方药一

【组成】　蜂胶适量。

【用法】　先将患处用热水浸泡,并以刀削去表层病变组织。然后将一块稍大于患部的小饼状蜂胶紧贴患处,用胶布固定。隔6~7天后鸡眼自行脱落。鸡眼脱落后还需再贴药6~7天,待患处皮肤长好为止。

【主治】　鸡眼。

2. 方药二

【组成】　大蒜1头,葱白10cm,花椒3~5粒。

【用法】　上药共捣烂如泥,视鸡眼大小取不同量药泥敷于鸡眼上。用卫生纸搓一细条围绕药泥,以便药泥集中于病变部位,上用胶布包扎、密封,勿使泄气。24小时后除去胶布及药泥。3日后鸡眼开始变黑,逐渐脱落,最多半月即完全脱落。

【主治】　鸡眼。

3. 方药三

【组成】　地骨皮、鲜红花各等份。

【用法】　将2药杵成膏状,贴敷疼处,每日换药1次。

【主治】　鸡眼。

4. 方药四

【组成】　乌梅30克,食盐3克,陈醋适量。

【用法】　将乌梅泡入盐开水内1天,去核捣烂,加醋为膏,敷贴患处。每日1次,连用2～3次。

【主治】　鸡眼。

5. 方药五

【组成】　鸦胆子适量。

【用法】　上药捣烂为膏,敷于患处,以纱布包好。

【主治】　鸡眼。

第二十节　手足皲裂

【概述】

手足皲裂是由多种原因引起的手足皮肤干燥皲裂,为常见病及多发病。属中医学的"手足破裂"、"皲裂疮"范畴。

【治疗】

1. 方药一

【组成】　蜂蜜70克,猪油30克。

【用法】　先将猪油煎沸,待凉后与蜂蜜调匀,装瓶待用。将患处用热水浸泡10～30分钟,使角质软化,去掉污垢,如角质过厚可刮掉,然后外敷药膏。每日2次,睡前必须治疗1次。

【主治】　手足皲裂。

2. 方药二

【组成】 黄豆 1 份,凡士林 2 份。

【用法】 将黄豆研细面过筛,与凡士林混合,装瓶备用。治疗时洗净患处皮肤,然后外敷本药膏(药膏以填平裂口为度),外用消毒纱布包扎,每隔 3 日换药 1 次。

【主治】 手足皲裂。

3. 方药三

【组成】 白蔹、白及各 30 克,大黄 50 克(焙黄),冰片 3 克。

【用法】 上药研极细末,过 120 目筛,加蜂蜜调成稠糊状,装瓶备用,局部洗净拭干,取上药涂于患处,每日 3～5 次,必要时包扎,直至治愈。

【主治】 手足皲裂。

4. 方药四

【组成】 大枫子仁 50 克,蓖麻子 120 克,红粉 9 克,冰片 1 克,凡士林 500 克,樟脑 12 克。

【用法】 上药共研极细末,入凡士林共熬成膏,敷于患处。

【主治】 手足皲裂。

5. 方药五

【组成】 珍珠粉、广地龙粉、煅月石、凡士林按 4∶20∶6∶70 给药。

【用法】 将广地龙洗净晒干,干燥后研细末,过 80 目筛,密封于容器内;经高压消毒待用。将煅月石研末,与地龙粉、珍珠粉混合,配入凡士林,加温至 80℃左右,调匀成膏。以温水洗净皲裂处,敷药膏适量。每日 2 次,1 疗程为 10 天。

【主治】 手足皲裂。

第二十一节　狐　　臭

【概述】

狐臭是一种以腋下汗出、带有狐臊臭味为特征的皮肤病。多见于青壮年，具有遗传性，好发于腋窝、乳晕、脐部、会阴等处，以腋窝为最常见。多由先天禀赋所致，也可由湿热内蕴，秽浊外壅引起。相当于现代医学之腋臭。

【治疗】

1. 方药一

【组成】　白芷 10 克，丁香 20 克，密陀僧 15 克。

【用法】　将各药分别研为细末，用纱布包药，扑患处，每日 1次，10 次为 1 疗程。

【主治】　狐臭。

2. 方药二

【组成】　川椒、陈皮、枯矾、白芷各 6 克，冰片 0.5 克。

【用法】　先将前 4 味药共研为细末再加入冰片，研成极细粉，转入小口瓶内备用。将腋臭部位用温水洗净擦干，用细纱布撒上药，在腋窝处揉擦按摩，每日 2 次，10 次为 1 疗程，一般 2～3 疗程即愈。

【主治】　狐臭。

参 考 文 献

1 常青主编. 当代中药外治十科百病千方. 北京:中医古籍出版社,1998
2 黄荣活主编. 中医外用法:奇方妙药. 南宁:广西科学技术出版社,2002
3 冯喜如主编. 儿科疾病外治法全书. 北京:中医古籍出版社,1996
4 陈志农主编. 内病外治敷贴灵验方集. 北京:中医古籍出版社,2005
5 张荣华主编. 妇科疾病外治法. 北京:中国医药科技出版社,2003
6 张庆伟,韩建涛,马晓昌主编. 古今中药外治高效验方 1000 首. 北京:北京科学技术出版社,1992
7 吴心,吴翼主编. 百病中医外治自疗法. 北京:北京体育学院出版社,1993
8 王竑主编. 男病外治良方妙法. 北京:中国中医药出版社,1993
9 高希言,宋宇红主编. 中医外治法大全. 天津:天津科技翻译出版公司,1996

图书在版编目（CIP）数据

中药外敷治百病 / 裴红等编. —北京：科学技术文献出版社，2009.8
（2022.8重印）

（自然疗法丛书）

ISBN 978-7-5023-6395-6

Ⅰ. 中… Ⅱ. 裴… Ⅲ. 中药外敷疗法 Ⅳ. R244.9

中国版本图书馆 CIP 数据核字（2009）第 106540 号

中药外敷治百病

策划编辑：樊雅莉　责任编辑：樊雅莉　责任校对：唐　炜　责任出版：张志平

出　版　者	科学技术文献出版社
地　　　址	北京市复兴路15号　邮编100038
编　务　部	（010）58882938，58882087（传真）
发　行　部	（010）58882868，58882870（传真）
邮　购　部	（010）58882873
官方网址	www.stdp.com.cn
发　行　者	科学技术文献出版社发行　全国各地新华书店经销
印　刷　者	北京虎彩文化传播有限公司
版　　　次	2009 年 8 月第 1 版　2022 年 8 月第 18 次印刷
开　　　本	850×1168　1/32
字　　　数	240千
印　　　张	10
书　　　号	ISBN 978-7-5023-6395-6
定　　　价	28.00元

图书购买或征订方式

关注官方微信和微博可有机会获得免费赠书

 淘宝店购买方式：
直接搜索淘宝店名：**科学技术文献出版社**

 微信购买方式：
直接搜索微信公众号：**科学技术文献出版社**

 重点书书讯可关注官方微博：
微博名称：**科学技术文献出版社**

 电话邮购方式：

联系人：王　静
电话：010-58882873，13811210803
邮箱：3081881659@qq.com
QQ：3081881659

汇款方式：

户　名：科学技术文献出版社
开户行：工行公主坟支行
帐　号：0200004609014463033